병원에서
알려주지
않는 **암**치료

_____ 님께

하루 속히 건강을 되찾기를
기원합니다.

_____ 드림

병원에서 알려주지 않는 암치료

마군 지음

유태종 박사 · 게이 세헤이(景 世兵)감수

김용환 옮김

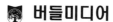 버들미디어

암을 극복하기 위한 결정적 힘, 키토산

건강만큼 소중한 것은 없다. 사람의 여러 가지 질병 중 가장 골치 아픈 것이 암(癌)이다. 암에도 여러 가지가 있으나 간암, 신장암, 폐암, 위암, 자궁암, 난소암, 유방암, 후두, 구강, 식도암, 악성임파종, 전립선암, 뇌종양, 방광, 대장암 등이 대표적인 것이다. 질병을 치료하는 방법에는 크게 두 가지가 있다. 하나는 (외부로부터의 치료),즉 병소(病巢)를 공격하거나 병소를 제거하는 방법이다. 또 다른 하나는 (내부로부터의 치료) 즉 인간이 본래 가지고 있는 자연치유력을 높여 질병을 치료하려는 방법이다. 이 두 가지 방법이 현대의학의 2대 조류를 이루고 있다. 암 치료에는 수술, 화학, 방사선요법 등이 있는데, 그밖에도 제4의 요법이 있다. 그것이 면역요법이다. 이 자연 치유력을 높이는 것으로 여러 가지 건강식품이나 자연요법이 모색되고 있다. 이 중 수십년 전부터 키틴·키토산이 주목 받아 왔다.

키틴·키토산에 대한 수많은 연구가 발표되어, 면역력을 높인다. 혈관을 활성화한다. 혈관을 정화한다. 중금속을 체외로 배출한다. 해

독작용이 있다. 등등이 계속 발표되면서 놀라움의 대상이 되어 왔다. 특히 항암작용에 대해서는 "키쿠 키토산"이 갖는 힘이 주목되고, 암세포의 전이와 증식을 억제를 한다는 사실이 증명되었다. 이 책에서 소개된 것은 암을 선고 받은 사람들이 키쿠키토산을 복용함으로써 기적에 가까운 회복을 보이고 있다는 점이다.

방사선이나 화학요법을 받으면 강한 부작용이 문제가 되는데, 키쿠키토산은 부작용을 억제하는 힘이 있다는 사실이 밝혀진 것이다. 우리는 2007년 5월에 "암은 반드시 치료할 수 있다"를 펴내어 그 속에 임상에서나 체험 리포트를 모아 암은 치료할 수 있다는 신념을 주어 대단한 호평을 받았다.

그리고 이번에는 그와 같은 귀중한 체험담이나 데이터 외에 항암제의 실체를 밝히는 내용을 추가하여 한층 더 충실하게 만들었다. 본서는 "암지료"가 니타내듯이 환자 스스로 주치의가 되어 항암제의 독성을 알고 적당한 시점에서 항암제를 중단하고 항암제의 독성을 최대한으로 완화시켜 암을 극복하기 위한 결정적인 내용을 제시했다.

이 책에는 현대의학에 요구될 필요불가결한 요소가 응축되어 있다. 환자 본인이나 그 가족분들이 스스로 목숨을 지키고 암을 이겨내 주시길 바랄 따름이다.

키쿠 · 키토산을 감수하면서

(谷泉) 유태종

암은 치료할 수 있다

현대인들은 축복받은 의료 환경 속에서 생활하고 있다. 그렇다고 해서 환자 수가 감소하고 있는 것은 아니다. 생활 습관과 식습관이 서구화되면서 오히려 몸의 이상을 호소하는 사람들이 늘고 있다. 특히 암은 심장병, 뇌졸중과 함께 '3대 생활습관병'이라 불리며 2001년 이래 일본인 사망 원인 1위를 차지하고 있다. 총 사망자 수 가운데 암으로 사망하는 비율은 이미 30%가 넘었으며, 환자 수는 100만 명을 돌파한 것으로 추정되고 있다. 현대 의학은 하루가 다르게 발전하고 있지만 '암은 곧 죽음'이라는 인식에서 벗어나지 못하고 있는 것이다.

병을 치료하는 방법은 크게 두 가지로 나눌 수 있다.

하나는 '외부에서의 치료', 즉 병의 원인이 되는 부분을 공격하거나 그 자체를 제거하는 것이다. 또 하나는 '내부에서의 치료', 즉 인간이 본래 갖고 있는 자연 치유력, 즉 면역력을 강화하여 병을 다

스리는 것이다. 이 두 가지가 근대 의학의 2대 조류를 형성해 왔다.

암 치료의 3대 요법이란 흔히 '수술 요법 · 화학 요법 · 방사선 요법'을 말하며, 이것은 '외부에서의 치료'에 속한다. 확실히 이러한 치료법은 암 세포를 파괴할 수는 있지만, 동시에 환자 역시 큰 타격을 입는다는 특징이 있다. 이것을 '수술 침습(侵襲)'이라 하는데, 많은 부분을 제거할 경우 환자의 면역력이 떨어지는 등의 증상이 나타난다. 암 세포를 제거한다 해도 환자가 죽는다면 치료라 할 수 없을 것이다.

이러한 3대 요법 이외에 암을 치료하는 '제4의 요법'이 있다. 의학박사 가와키(河木) 선생이 탐구해 온 '면역 요법'이 그것이다. 면역이란 간단히 말해 '인간의 몸에 이물질이라고 판단한 것을 자기 스스로 없애려고 하는 작용'으로, 태어나면서부터 갖고 있는 '자연 치유력'의 중요한 요소라고 할 수 있다. 그러나 이 면역 요법은 그동안 의료 현장에서 오랫동안 외면당해 왔다. 그런데 일본을 대표하는 암 전문 의료 센터와 대학 병원에서 시한부 선고를 내리고 포기한 환자들이 바로 이 방법으로 죽음 앞에서 다시 살아났다는 경이로운 사례가 여러 건 보고된 것이다. 이런 이유로 '면역 요법 = 자연 치유력'을 높이는 방법이 현재에 이르러 갑자기 주목받게 된 까닭이다.

자연 치유력을 강화하는 방법으로 다양한 건강 식품과 자연 요법이 모색되고 있다. 그중에서도 '키틴 키토산'이라는 물질에 사람들의 이목이 집중된 것은 지금부터 수십 년 전의 일이다.

키틴 키토산의 효능에 관해서는 현재까지 수많은 연구 성과가 발표되었다. 면역력 강화, 세포 활성화, 혈관 정화, 중금속 배출, 해독 등의 효과가 차례차례 규명될 때마다 연구자들도 탄성을 지를 수밖에 없었다. 특히 항암 작용에 관해서는 '키쿠 키토산'이 주목받고 있는데, 이것이 암 세포의 전이와 증식을 억제한다는 사실이 구체적으로 증명되었기 때문이다.

이 책에서 소개하고 있는 것처럼 암 선고를 받은 사람들이 키쿠 키토산을 복용하여 기적이라고 할 수밖에 없는 회복세를 보이고 있다. 또한 방사선 요법이나 화학 요법을 실시하는 경우 심각한 부작용이 있을 수 있는데, 키쿠 키토산은 그러한 부작용을 억제하는 작용도 탁월하다. 실로 암 환자에게 있어 구세주라 할 만한 것이다.

우리는 암 치료에 새로운 방법을 도입하면서 치료 기계와 건강 기구, 건강 식품의 개발에도 몰두하고 있다. 이 책은 그러한 연구의 일환으로 '암에 대한 키쿠 키토산의 효과'를 설명한 것이다.

키쿠 키토산에는 여러 가지 효능이 있지만 이 책에서는 키쿠 키토산에 의한 수많은 치유 사례 중에서도 종양이 작아지거나(또는 소멸), 전이와 재발을 막아 수술 후 빨리 회복된 경우, 항암제와 방사선 치료로 인한 부작용이 줄어들거나 통증이 완화된 경우, 식욕과 체력이 회복된 경우처럼 암에 관한 임상 사례와 실험 사례를 중점적으로 다루고 있다. 의학 관계자는 물론 환자와 그 가족들이 이 책을 읽음으로써 키쿠 키토산에 대한 이해를 높이고 '암은 극복할 수 있다' 는 자신감을 가졌으면 한다. 암을 극복하는 데 있어 자신감은 매우 중요한 요소다.

이 책을 편집하는 데 많은 분들이 큰 도움을 주셨다. 그분들에게 심심한 감사의 마음을 전한다.

저자

CONTENTS

제6장 암의 종류와 키쿠 키토산을 이용한 치료법

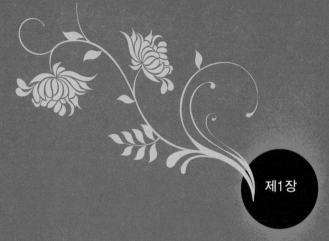

제1장

암치료, 서둘지 말라

1.암은 나을수 있다

암은 무서운 병이다. 그래서 사람은 누구나 일단 암이라는 진단을 받으면 수많은 생각과 함께 여러 가지 불안이 엄습한다. 따라서 '몇 개월 시한부' 라는 선고를 받고 죽음이라는 공포에서 헤어나지 못하는 환자도 많다. 누구나 죽음에 대한 공포를 갖고 있다. 하지만 암을 이기기 위해서는 '암은 곧 죽음' 이라는 인식을 지우려고 노력해야 하며, 특히 암 선고를 받은 환자와 그 가족들은 다음의 두 가지 사항을 명심해야 한다.

첫째, 암은 불치병이 아니라는 사실이다.

단순히 치유하기가 어려울 뿐 자신감을 갖고 대처하면 치료가 가능하다. 암과 죽음이 직접적으로 관련이 있는 것이 아니라는 믿음을 가져야 한다. 이 책에는 암과 싸워 승리한 사람들에 관한 사례가 많이 소개되어 있다. 생활 습관을 고치고, 과학적이면서도 종합적인 치료를 받으면 암은 반드시 치료할 수 있다. 본인은 물론 가족과 주변 사람들이 암을 이길 수 있다는 신념을 갖는 것이야말로 암 치료의 가장 큰 요건이 자 최고의 '항암제' 라 할 수 있다.

둘째, 암이라는 진단을 받더라도 수술이나 항암제, 방사선 요법을 서두를 필요는 없다는 것이다.

뒤에서 자세히 설명하겠지만 암은 유전자의 병이다. 지금 발견된 암은 이미 20년 이상을 거쳐 커다란 암 덩어리로 성장한 것일지도 모른다. 그렇다면 수술을 하거나 항암제 투여를 일주일 내지 한 달 정도 늦춘다고 해서 금세 악화되지는 않는다. 따라서 지금까지의 암에 대한 인식을 새롭게 바꿔야 한다는 것이다. 그와 동시에 '왜 암에 걸렸을까?', '어떻게 하면 극복할 수 있을까?' 라는 2가지 문제를 냉정히 생각해 본 뒤 주치의와 상담하여 최선의 치료법을 선택하는 것이 가장 바람직하다.

서둘러 수술을 하거나 항암제 또는 방사선 치료를 받음으로써 오히려 생명이 단축되는 경우도 있으니 신중히 생각하여 치료받기 바란다.

2.암 치료의 다섯 가지 문제점

암 치료의 문제점은 여러 가지로 선택의 여지가 있다는 점이다.

암은 하루라도 빨리 치료하는 것이 좋다고 대부분의 사람들은 생각하고 있다. 그러나 초조함은 금물이다. 암 치료에는 다음과 같은 문제점이 있기 때문에 잘못 치료받다가는 돌이킬 수 없는 후회를 하게 된다.

암 치료의 첫 번째 문제점은 치료 중에 사람 몸에 예측 못할 변화를 가져온다는 것이다. 예를 들어 수술로 장기를 잘라내면 그것은 되돌릴 수 없는 것은 분명한 사실이고, 화학요법도 폐선유증과 신부전증 등 예측할 수 없는 변화를 일으키기 쉽다는 점이다.

방사선 치료도 방사선 치료 흔적이 정상조직에 영향을 미치기 때문에 같은 부위에 재차 쪼이면 합병증이 발생할 위험이 높다. 당뇨병과 고혈압의 치료가 일반적으로 예측 불가능한 변화를 일으키는것도 마찬가지 이론이다.

암 치료의 두 번째 문제점은 원칙적으로 첫번째 치료방법에 전력을 다해야 한다.

어떤 방법을 선택하든 재발과 전이의 가능성을 허락할 때에는 소수의 예외를 제외하고는 치료될 수 없다.

암 치료의 세 번째 문제점은 환자의 병세가 치료 전보다 악화되었다는 점이다. 수술로 장기를 잘라낸 경우 치료 전보다 건강이 더 좋아졌다고 생각하기 쉽고, 화학요법 후도 마찬가지이지만, 실제로 모든 장기의 기능이 떨어지기 쉽다.

이러한 치료와 비교하면 방사선 치료는 위험이 비교적 적지만 합병증으로 고통스러운 것은 물론이다.

암치료의 네 번째 문제점으로는 환자가 사망할 수도 있다(치료사라고 부른다)는 점이다. 이점은 뇌혈관 장해와 장질환 등 다른 질환으로도 사망할 수 있지만, 암만큼 다수의 사람이 치료사 하는 경우는 다른 질병에서는 찾아볼 수가 없다. 화학요법은 그 독성으로 합병증과 부작용이 악화되기도 하고 체력이 저하되고 사망하는 경우가 많다.

마지막으로 암 치료의 문제점은 여러 가지로 선택의 여지가 있다는 점이다.

독자가 수술할 수밖에 없다고 하는 경우에도 대게 다른 치료방법을 사용한 후나 더구나 다른 방법이 더 좋은 경우일지도 모른다는 생각을 한 후일 것이다. 게다가 급히 치료를 받는 경우 어째서 다른 방법을 쓰지 않았나 하는 후회도 생긴다.

3. 치료를 서두를 때의 문제점

실제로는 암세포의 일부는 분열 도중 죽기
도 하고? 탈락하기도 하기 때문이다.

환자가 치료를 서두르는 이유는 다음과 같을 것이다.

①암은 점점 커진다고 있다고 생각하고 있다.

②방치해두면 다른 곳으로 전이한다고 생각하기 때문일 것이다.

하지만 후회하지 않으려면 여러 가지 방법을 강구해보아야 한다.

개념 ①에 관계된 문제로서 암세포가 어느 정도 짧은 기간에 두 배로 커지는 것일까? 하루일까, 아니면 일주일일까?

인간의 암 세포가 커지는 속도를 예측한 보고가 있다. 그 중 하나가 780명의 환자를 대상으로 조사한 바에 의하면 폐암, 유방암이 두 배로 자란 기간의 평균은 대부분 3개월 이상이었다.

암지식이 없는 한 암세포가 두 배 되는 기간이 3개월이나 걸린다고 상상할 독자는 아마도 없을 것이다. 이 경우 두 배가 된다는 것은 세포의 수(數)이고 암 모양의 직경은 아니다. 직경이 두 배가 되려면 $2 \times 2 \times$

2=8이기 때문에 세포의 수는 8배가 될 것이다.

이와 같이 암세포가 2 분열을 3회 반복하면 암세포의 직경이 두 배가 되는 데에는 그 세 배인 9개월이나 걸린다.

직경이 10배 되기 위한 2분열의 쥐 실험을 10회 반복할 경우, 계산해보면 직경 10미크통(1미크통은 100만분의 1미터)이라고 한다면 한 개의 암 세포가 증식해서 직경 1㎝의 암세포가 되는 데에는 2분열을 30회 반복해야 된다는 것이다.

만약 당신에게 1㎝의 암세포가 발견되었다면 암세포가 발생한 후 평균 90개월이 걸렸다는 것이다. 실제로는 암세포의 일부는 분열 도중 죽기도 하고? 탈락하기도 하기 때문에 40~50회 분열하지 않으면 1㎝ 의 크기가 되지 않는다.

그러면 당신의 암은 평균적으로 봐서 10년 이상 걸려서 그런 크기가 되었다는 것이다. 암을 방치해두면 커진다고 해도 그 속도는 상상외로 빠르지 못하다는 것이다.

그러면 개념 ②의 방치해두면 전이된다고 하는 이야기는 사실일까?

이전에 발표된 '암도 때로는' 이론이 이 논점에 관계되어 있고, 아직도 의논이 계속되고 있다.

'암도 때로는'에서 밝혔듯이 암이라고 생각했던 것이 암을 닮은 다른 병균이 현미경으로는 암세포라고 진단하지만, 실제로는 암이라고 할 수 없는 것으로 방치해두어도 생명에는 지장이 없는 것이다.

'암도 때로는'이라는 이론이 발표된 후, 암도 때로는 전문가들사이에서 실제 그렇다는 것을 알 수 있었다.

지금까지 암이 1㎝ 될 때까지 30회 분열한다고 말해왔지만, 실제로 암세포들의 사멸과 탈락의 문제로 40~50회분열 해야한다. 또 30회 분열을 하는 동안 전이되지 않았다는 것은 그 이후에도 전이되지 않는 다는 것을 말한다. 이와 같이 그 크기가 될 때까지 전이되지 않았던 암을 방치해둔다면 곧바로 전이 된다고 생각하는 것은 잘못된 생각이다.

물론 암도 때로는 장래 전이가 된다는 가능성을 전부 부정하는 것은 아니다. 다만 10년 이상 걸려서 그 크기가 전이되지 않았던 것이, 수 개월 방치해둔다고하여 전이된다고 생각하는 것은 무리가 있다. 그러므로 암이라고 판단 받은 시점에서 전이가 있었는지 없었는지가 중요하다. 전이가 있을 경우에는 보통 효과적인 치료가 없기 때문에 치료가 힘들어 진다.

4. 침착하게 치료법을 검토하라

당신을 초조하게 하지 않기 위해서 의사가
자주 사용하는 수법일지도 모른다.

효과 적인 치료법이 있다 할 경우에도, 예를 들어 폐 전이의 두 배 증가 기

간은 대게 2개월 이상이기 때문에 전이가 되어있을 가능성이 있어도 초조해 하지 말고 보다 좋은 치료법을 찾는 것이 좋다. 한편 전이가 없다면 지금까지의 분석으로부터 생각하면, 그렇게 서두를 필요는 없다. 이와 같이 전이가 있든 없든 서둘러 치료를 받을 필요가 없다는 데에 납득이 된다면, 다시 침착하게 치료법을 검토할 수 있을 것이다.

그러나 치료를 서두르지 말아야하는 또 다른 이유가 있다. 검사를 위해 바늘을 찔러서 세포를 척출해 내기도 하고, 메스를 넣어 조직을 채취하는 것이 보편적 검사이지만 병이 들었던 자리에 바늘과 메스가 들어가면 암세포가 전이되기 쉽다는 것을 생각해야 한다.

의사들이 전이될 위험이 있어서 입원시켜 수술을 언제 하는 것이 좋을지 준비하고 그리고 나서 조직 채취를 하는 것이 도리이다. 또는 조

직 채취의 위험성을 이야기하고, 외래로 하면 어떠할지 환자에게 물어봐야 한다. 이러한 배려를 하지 않고 그냥 무조건 채취를 한다는 것은 의사가 조직 채취가 위험하다고 생각하지 않고 있든지 아니면 환자를 생각하지 않는 의사라는 증거이다.

그렇다면 '메스가 들어갔다. 위험하다.' 라는 의사의 말은 환자에게 있어서 의사를 의심한다는 경계신호가 된다. 그래서 그 말은 당신을 초조하게 하지 않기 위해서 의사가 자주 사용하는 수법일지도 모른다.

암 전문병원과 대학병원들의 외래에서는 이런 대화가 있다.

의사: 검사결과 아무래도 유방암 같습니다. 서둘러서 수술하는 것이 좋을 듯 합니다.

환자: 예, 잘 부탁드립니다.

의사: 그러면 입원을 하세요. 환자가 많아서 좀처럼 입원실을 잡기가 쉽지 않으니까 입원을 한 달 정도 먼저 하셔야 합니다.

초조해진 상태에서 입원을 기다려야 한다고 말하면 환자로서는 마음이 엉망일 것이다. 하지만 한 달이나 기다리게 한다는 것은 의사도 괜찮다는 증거가 아닐까. 때문에 입원을 하기 위해서 연줄을 대는 데에 몰두하지 말고 다른 치료법을 생각해보기도 하고, 다른 의사를 찾아보는 시간도 가져볼 필요가 있다.

제2장

암 치료법의 한계와
오늘의 현실

1.수술치료의 문제점

진행암의 경우 치료법으로는 개복수술을 하
게 된다.

암의 치료라고 하면 수술의 경우가 많다.
그러나 수술에는 무슨 문제가 없을
까?

일본 의료의 주류를 이루고 있는 것은 서양 의학으로, 특히 수술은
암 치료의 중심 요법이다. 종양을 완전히 도려낸다는 것은 어떤 의미에
서 가장 빠르고 확실한 방법이라고 할 수 있다. 특히 조기 암의 경우 외
과적 수술이 완치의 지름길이다. 그러나 수술 자체의 위험성과 전이 문
제, 수술 후 체력과 면역력 저하, 수술 후에 투여되는 항암제의 부작용
등은 수술 치료의 큰 결점이라 할 수 있다.

일본에서는 이미 40종류 이상의 항암제(화학 요법)가 승인된 상태
이며, 계속해서 새로운 항암제가 개발되고 있다. 이러한 항암제는 백혈
병이나 악성 림프종 같은 특정 암에 대해서는 뛰어난 효과를 발휘하지
만, 위암이나 간암 등과 같은 고형 암에 대해서는 이렇다 할 만한 효능

을 보이지 않고 있다. 따라서 고형 암의 경우 항암제의 투여 목적은 제한적이다. 수술 후 재발 방지를 위해 보조적으로 사용하거나 종양이 너무 커서 항암제를 이용해 축소한 뒤 잘라 내거나 광범위한 재발의 진행을 일시적으로나마 늦추어 생명 연장을 목적으로 사용하는 것이 일반적이다.

본장에서는 발견 빈도가 높은 위암을 시작으로 몇 개의 암을 일본에서 유행되어 있는 수술의 문제점에 대해 검토해보자.

위암에서 위를 남기려면 위암인 사람이 치료 전에 생각할 점은 다음과 같다.

①위암이라는 진단이 확실한가?

②발견된 위암을 치료할 필요성은 있는가?

③치료할 경우 개복하지 않고 치료하는 방법은 없을까?

④위를 절제 했을 경우 림프절만을 살짝 절제할 필요성은 없는가?

⑤화학 요법의 필요성 등이다.

위암은 초기 암과 진행암으로 분류된다.

위벽을 구성하는 층을 안쪽에서 보면 점두, 점막하층, 근육복막으로 되어있고, 암이 점막이 아니고 점막 하층에 머물러 있는 것이 초기위암이고, 점막 하층을 지나 깊숙이 침입한 것이 진행암이다.

암이 점막에 머물러 있어도 이미 림프절과 다른 장기에 전이되어 있는 경우가 있는데 분류상으로는 초기위암이라고 한다.

진행암의 경우 치료법으로는 개복수술을 하게 된다. 방사선 치료는 위점막이 방사성 감수성이 높기 때문에 합병증이 발생하지 않도록 방사선 양을 줄여야 하는데, 그러면 그 방사선 양으로는 암세포가 치료되지 않는다.

또 화학요법도 무의미하다. 역시 본서에서 '치료'라고 하는 경우, 재발, 전이 되지 않고 천수를 다하는 의미인 것이다. 그러니까 진행암을 치료하는 데 있어서 개복을 해서 위의 일부 내지 전부를 절제하는 것이다. 다만 조기 위암에 대해서나 진행위암에 대해서나 수술은 의심스럽게 생각하고 있다.

현재 일본에서는 발견되고 있는 위암의 반수 이상이 조기 위암이라고 말한다. 그래서 여기서는 주로 조기 위암에 관해서 말하지만, 림프절 폐단의 설명 등은 진행암인 경우에도 해당된다.

조기암도 예전부터 대표적 치료방법은 위 절제 수술이었기 때문에 환자들은 수술 후 여러 가지 기능 저하에 고통을 겪는다. 더욱이 부분 절제가 아니고 위 전체 절제의 경우에는 우동조차도 먹지 못하고 오로지 마시는 것 밖에 할 수 없기 때문에 그 고통은 이루 말할 수 없고, 건강한 사람에게는 상상조차도 못할 일상생활이 기다리고 있다고 할 수 있다. 그러나 최근에는 내시경을 입으로 넣어서 병변을 절제하는 이른바 내시경에 의한 점막절제수술이 보급되고 있다. 그래서 위가 전부 남아 있기 때문에 환자들은 보통생활을 할 수 있다.

이 수술방법도 사망사고가 없는 것은 아니므로 절대 안전하다고 말할 수는 없지만 위 절제와 비교하면 훨씬 양호하다.

　내시경에 의한 점막절제수술은 모든 조기 위암에 해당되는 것은 아니고 위암이 발생한 부위에 따라서 해당되기도 하고 개복수술은 해야되기 때문에 점막절제가 되는지 되지 않는지가 환자에게는 중요한 문제이다.

■대장암의 수술의 문제점

　대장암은 현재 급증하고 있고 , 벌써 위암을 앞질러 있을지도 모른다. 대장암이라고 하는 사람은 다음의 문제를 생각해야 한다.

　①암이라고 하는 진단의 확실성

　②발견된 대장암의 치료의 필요성

　③치료하는 경우 어떤 치료를 할까

　④개복 수술을 할 때 림프절 곽청을 할 것인지, 곽청한다면 어디까지 할 것인가

　⑤대장은 결장과 직장으로 나뉘는데, 직장암의 경우 인공 肛門(항문)이 되는가

　⑥ 화학요법의 필요성을 확인해야 한다.

　②번의 대장암을 치료할 필요가 있는가를 먼저 다루기로 한다.

　예를 들어서 진행암 때문에 장폐색이 생겨서 배에 변이 쌓여 고통스

러울 때에는 수술해서 암을 절제하기도 하고 변이 나오는 길을 만들어 바이패스 수술을 하면 증상이 잡힌다. 이것은 수술이 필요할 경우를 말한다. 그러나 같은 대장암이라도 장폐색이 없는 경우에는 앞으로도 장폐색이 생길지 어떠할지는 정확히 말할 수 없다. 왜냐하면 대장암의 배증기간(두 배로 자라나는 기간)이 1년 이상으로 길고 그 사람이 다른 병으로 사망하기 전에 암이 장폐색을 일으킬 정도까지 크게 자랄지는 말할 수 없기 때문이다.

따라서 그 경우 정말로 절제수술이 필요한지 묻는다면 모른다고 말할 수 밖에 없다. 다만 대장은 길기 때문에 일부를 절제해도 위의 경우와 같은 기능장애가 생기기 마련이다. 게다가 진행암의 치료로서 대장의 부분 절제는 허용된다.

그러나 ④ 림프절 곽청에는 문제가 있다. 오늘 대장암으로 개복수술을 받으면 대게 림프절 곽청도 처리하지만 여기에 동반해서 합병증 발생과 수술 사망의 문제가 크다.

2.다시 고려해야 할 방사선 치료

최대의 관심사는 치료중의 부작용인 급성
방사선 장해이다.

방사선치료의 수비범위는 방사선을 조사한 장소뿐이다. 조사한 부분에 암이 머물러 있는 경우에만 치료가능성이 있다. 그 점에서는 수술과 닮았지만 수술과 크게 다른 것은 부작용의 상태이다. 동경대 의학부 교수의 책 중에서 부작용에 관해 쓰여있는 부분을 소개해보자.

방사선의 부작용에는 두 종류가 있다. 하나는 방사선 치료를 하고 있는 동안 일어나는 것으로 급성부작용이다. 환자들이 걱정하는 것은 이 부작용이다.

또 하나는 방사선치료가 끝나고 반년 이후에 일어나는 것으로 만발성 방사선 장해라고 불린다. 이것은 매우 중요하지만 환자들에게 있어서의 최대의 관심사는 치료중의 부작용인 급성 방사선 장해이다. 환자들은 눈에 보이지 않는 방사선으로 설사를 하기도 하고 피부가 빨갛게 되기도 하는 것에 굉장히 민감하게 된다. 그러나 치료가 끝나고 나서

서서히 진행되는 부작용에는 비교적 담담하다.

이 점에 관해서는 의료진 측에도 문제가 있고 만발성 장애에 관해 더 자세하게 설명할 필요가 있다고 생각한다. 방사선 치료의는 만발성 방사선 장해를 제일 중시하고 있다. 급성방사선 장해에서는 어떤 증상이 심해도 그것이 생명에 관계된다는 것은 아직 아니다. 바꿔 말하면 방사선을 조사하고 있을 때의 부작용은 그것이 어떻게 고통스러워도 일시적인 것이라고 말한다는 것이다. 그러나 만발성 방사선 장해는 때론 생명에 관계된 것도 있다. 이것은 매우 중요한 것이다.

가슴에 방사선을 조사한 경우에 폐렴의 상태가 길게 지속되기도 하고 항문에서의 출혈이 멈추지 않는 등 장기에 따라 여러 가지 상태가 나타난다. 그래서 치료 후에도 방사선과에 정기적으로 통원하고 만발성 방사선 장해에 관해서도 체크를 받아야 한다.

현재는 병소에 방사선을 집중하는 기술이 진행되고 옛날과 같은 부작용은 급성, 만발성에서도 거의 찾아볼 수 없게 되었다. 옛날처럼 만발성 부작용이 보이지 않았다고 하는 것은 「표준적인 조사법을 사용하는 경우」라는 한정된 점이 있다.

때문에 만 발성 방사선 장해에 관해서는 충분한 주의가 필요하다. 대체로 적절한 설명이라고 생각하지만 「환자가 비교적 담담하다」고 한 표현에는 위화감을 느꼈다. 암인데 담담한 사람은 거의 없을 것이고 부작용에 관해서 의사로부터의 설명이 부족했던 것이 제일 큰 원인일 것이다.

또 구강부근에 조사하면 수액이 배출되기 힘들어 입이 메마르고 방사선 양이 많으면 조사가 끝나도 입의 갈증이 치료되지 않아 일생 계속될 수 있다. 게다가 조사하는 방법과 방사선 양을 연구하지만 피할 수 없는 경우가 있다.

3. 항암제에 대한 6가지 오해

병을 치료하는 약은 다른 항균 약 정도에 지
나지 않는다.

현재 암 환자는 물론 그 가족과 많은 사람
들이 항암제의 효과에 대해서 큰 착

각을 하고 있다. 만일 항암제가 아무런 효과가 없음은 물론 부작용과

무서운 독성, 그 빈도에 대해서 알게 되면 무척 놀랄 것이다.

그럼 왜 많은 사람들이 항암제에 대해서 착각하고 있는 것일까?

그 이유는 여러 가지가 있겠으나 다음의 몇 가지를 들 수 있다.

첫째, 암 환자나 그 가족, 그 밖의 많은 사람들의 인생관과 가치관.

둘째, 항암제에 대한 효과와 그 부작용과 독성에 대한 무지

셋째, 매스커뮤니케이션에서 효과에 대한 과장

넷째, 화학요법에 대한 전문가들의 이론과 주장

그러면 많은 사람들이 항암제에 대해서 무엇을 착각하고 있는지 알

아보자.

1) '항암제로 치료되는 암이 있다'는 착각

왜 착각이라고 생각하는가? 그 이유는 사람에 따라 다르지만 공통된 이유가 있다고 생각한다. 따라서 본장에서는 착각하고 있는 공통된 이유를 분석해 보고자 한다.

착각하고 있는 제일 큰 이유는 급성백혈병과 악성림프종(腫)이 항암제로 치료가 된다는 것이다. 그런데 암은 물론이고 암 이외의 많은 양성질환에도 약으로 치료되지 않으며, 오히려 대증요법을 사용하고 있다는 점이다.

병을 치료하는 약은 다른 항균 약 정도에 지나지 않는다.

급성백혈병과 악성림프종이 화학요법으로 치료되는 것처럼 보이자 위암은 물론 폐암도 화학요법으로 치료가 가능하다고 생각하는 것은 자연스러운 인간의 마음이다

그러나 항암제가 등장한지도 반세기 이상이 흘렀지만 항암제로 치료한 암의 종류는 극소수에 지나지 않고, 위암과 폐암 등 고형암(응어리가 있는 암)은 치료되지 않았던 것이다.

더욱 놀라운 것은 이들의 고형암이 항암제로 치료되지 않은 것은 좋은 약이 없어서가 아니고 암의 성격 때문이라는 사실이다.

2) '암이라면 화학요법을 하는 것이 당연하다'는 착각

또 하나의 다른 이유로 항암제가 세상에 널리 사용되고 있으므로 고형암까지도 사용되고 있다는 점이다.

환자 입장에서 생각할 때 세상에서 많이 사용되고 있으니까 그것이 효과가 있다는 증거이겠지 하고 생각하고 있는 것이다.

여기서 분명히 알아야 할 것은 의사들은 항암제가 효과가 없다는 것을 결코 말하지 않는다는 사실이다. 그래서 애초에 효과가 없는 것이라면 어째서 후생성에서 인가를 해주었겠는가 하고 생각하게 된다. 이것은 환자 쪽에서도 항암제의 효과를 기대하고 있다는 것이다.

오늘 날에는 고형암 등 효과가 없는 암에는 처음부터 항암제로 치료하지 않는 의사가 있지만, 재발하고 장기전이가 나타날 때에는 항암제를 사용하지 않는 의사는 매우 드물다. 이것은 곧 장기 전이 환자의 대부분이 화학요법을 받고 있다는 것을 말해주고 있다.

환자 자신은 물론 그 가족들도 암이라는 진단을 받았을 때에는 당연히 화학요법을 받아야 한다고 생각하고 화학요법의 효과에 대해서는 의심을 하지 않는다.

환자들은 거의가 어느 암이 항암제로 치료되지만 어느 암은 항암제로 치료되지 않는다는 것을 알지 못하기 때문에 "암이라면 수술" 그리고 "수술이 끝난 다음에는 항암제" 그리고 재발, 전이되면 또 '항암제 치료'라고 공식적으로 생각하고 있는 것이 오늘 날의 현실이다.

따라서 의사들도 거의가 이 코스를 치료의 계획으로 삼고 그 순서대로 진행하며, 환자들은 선택의 여지없이 이미 짜여진 계획대로 움직이며 따를 수밖에 없는 것이다.

3) 환자나 환자 가족의 심리상 문제다

환자나 환자의 가족이 심리상 문제가 있는 것은 환자나 가족이 '전이' 라는 선고를 받았을 때 처음 암이라는 진단을 받았을 때보다 쇼크가 더 크며 죽음에 대한 공포와 불안이 크므로 달리 생각을 할 수 없다는 것이다. 이 경우 효과가 있는 치료가 없다는 것은 도저히 생각하고 싶지 않은 것이다. 그 결과 항암제가 효과가 있었으면 하는 기대감과 더 나아가서 항암제는 효과가 있겠지 라고 자신을 위안하는 것이다.

의사에게도 같은 상황이 되면 환자를 진단하다가 재발과 전이를 발견하면 환자를 향해 "이제 치료가 없다."는 절망적인 말을 알 수 없다는 것이다. 그리하여 의사도 환자와 마찬가지로 어떤 방법이라도 찾지 않을 수 없는 것이다. 그리하여 환자를 향해 "항암제를 사용해보자"고 제안하는 것이다. 그 경우 환자와 그 가족은 '설마 의사가 효과가 없는 것을 권하겠는가?' 하고 꿈같은 생각을 하게 되는 것이다.

전이가 있으면 많은 사람들은 곧 사망하지 않지만, 일반인들은 곧 사망하겠지 하면서 항암제로 치료할 수 있을 것이라는 오해와 착각을 하게 되는 것이다.

즉, 전이된 환자가 곧 사망하지 않고 오래 살며, 만일 화학요법을 받았다고 하면 환자 자신은 물론 주위의 사람들도 그렇게 오래 사는 것은 화학요법의 덕분이라고 생각하는 것이다. 그러나 실제 전이되어도 곧 사망하는 것은 아니다.

4) 의사가 '유효'라고 말하는 것에 대한 오해

착각하고 있는 세 번째 이유는 의사들이 사용하고 있는 용어로 인한 것에서 기인한다.

첫째로, 항암제라고 하는 명칭에서 문제가 있다.

항암제라는 말이 마치 대항한다는 뜻이 있어서 치료할 수는 없어도 생명의 연장을 기대할 수 있는 것이라고 이해하고 있는 것이다.

또 항암제라는 말은 독물이라는 뜻을 덮어버린다. 항암제라는 말 대신에 '독약', '극약'이라는 말을 사용했다면 화학요법에 대한 오해가 없었을 것이다.

또 항암제의 효과를 말하면서 '저효' '유효' '완전관해'라는 용어를 사용하는데 일반인들이 이런 용어를 들으면 암이 치료된다는 이미지를 갖게 된다. 그리고 유효라고 하면 암이 반 이하로 축소되었을 뿐인데, 멀지 않아 암이 다시 자라나게 된다고 예상할 수 없게 만든다.

하물며 '저효' '완전관해'라는 말을 들으면 암이 검사에서 나타나지 않을 정도로 축소해서 1미리가 되어도 100만 개의 암세포가 남아 있기 때문에 언젠가 증식해서 자라난다는 것을 예상할 수 없게 만든다.

5) '생명이 연장된다' 는 착각

이것은 환자와 가족이 정보부족에서 오는 착각이다. 요즘은 인터넷에서 정보를 구하지만 그것만으로도 부족하다. 의학도서관에 가기도 하고 영문의 원문을 이용할 필요도 있다. 왜냐하면 인터넷으로 얻는 영문의 논문이나 정보는 추상적인 것이 많기 때문이다.

예를 들면 '항암제를 사용한 그룹이 생존기간이 길고 통계적으로 주목할만한 차이가 있다.' 라고 기술된 글을 보면 항암제는 의미가 있다고 생각하게 되는 것이다. 이것은 다소의 연명 효과가 보였다, 라는 의미 밖에 없는 것이다. 여기에서 연명이라는 것은 일시적인 기간이고 생존율을 나타내는 것이 아님을 주의해야 한다. 다시 말하면 '생존율은 연장되지 않는다.' 라는 의미다.

6) '부작용이 적어졌다, 삶의 질이 좋다' 는 착각

환자와 가족이 착각하고 있는 큰 원인 중의 하나는 그들이 최근에 부작용이 적어졌다, 가벼워졌다 라는 말을 자주 듣기 때문에 생긴 것이다. 의사만이 아니고 환자 사이에서도 그런 말을 듣게 되고 매스컴에서도 자주 그런 보도를 하고 있다. 어떤 점에서는 환자가 신체에 느끼는 부작용이 적어졌다고 할 수 있다.

구토를 멈추거나 스테로이드 등, 부작용에 대한 대책을 의사들이 엄격히 실시하고 있기 때문이기도 하다. 그러나 항암제는 100% 독물이기 때문에 환자가 자각할 수 있는 부작용을 중지시킬 수는 있어도 독성은 모든 장기에 축적되고 있는 것이다.

가장 위험한 것은 부작용이 없다고 하여, 항암제에 대한 문제점을 생각하지 않게 된다는 것이다.

삶의 질이 좋다고 하는 것도 같은 문제로, 다른 화학요법에 비해서 좋을지 모르지만 수면 아래, 즉 몸 속에 독성이 축적되어 있는 것은 어떤 화학요법에서도 마찬가지이며, 어떤 화학요법도 효과가 없다는 것을 망각해 버리고 마는 것이다.

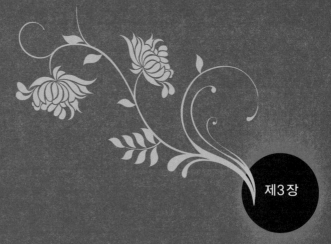

제3장

항암제의 진실

1.독성사란 무엇인가?

2001년, 게이오(慶應) 대학 의학부 방사선과 강사인 곤도 마코토(近藤誠) 씨가 펴낸 《항암제의 부작용을 알 수 있는 책》(산세이도(三省堂) 간)이 불씨가 되어 의학계, 그중에서도 암 학회를 삼분오열하게 하는 큰 논쟁이 벌어졌다.

곤도 씨는 《환자여, 암과 싸우지 마라》(文藝春秋) 간, 1996년)를 펴내 화제가 된 인물로, "항암제가 듣는 암과 듣지 않는 암이 있음에도 불구하고 함부로 약을 투여하는 의사가 많다"는 것이 당시 주장의 기본이었다. "경구 항암제는 100명 가운데 1명 꼴로 효과가 있을까 말까 한다. 그중에서도 위암이나 간암, 식도암 등의 고형(固形)암에 듣는 항암제는 없다"고 경고했다. 말하자면 암 치료 효과 면에서 볼 때 극히 일부를 제외하고 항암제는 거의 효과가 없다는 것이었다.

당초 곤도 씨의 의견은 암 학계에서 의도적으로 무시되었다. 하지만 최근 들어 그의 주장을 따르고 시험하는 형태로 여러 사람이 임상 실험을 실시하고 있다.

앞으로 상세히 언급하겠지만, 본서에서는 항암제에 따른 유해 작용 중에 구역질과 탈모 등 회복 가능한 것을 '부작용'이라고 표현하고, 심부전과 신부전 등 한 번 생기면 회복이 불가능하거나 회복이 어렵고 곤란한 것은 '독성'이라고 표현하였다. 다만 두 가지의 차이를 엄밀히 구별하는 것은 어려운 경우가 있다.

예를 들면 백혈구 감소는 회복되는 것이 보통이지만, 감염증을 일으켜 사망할 수가 있고, 설사도 회복되는 것이 보통이지만 죽음에 이르는 경우도 있다.

여기서 말하는 '부작용'도 결국은 항암제(100% 독성 율)의 '독성'이 나타나는 것 등이다.

미국에서는 이미 '독성'이라고 부르고 '부작용'이라는 말은 사용하지 않고 있지만, 일본에서는 일반적으로 '부작용'이라는 말이 아직 널리 사용되고 있기 때문에 '부작용'과 '독성'을 구별해 보기로 한 것이다. 그러나 지금 말하고 있는 부작용과 독성은 과잉투여나 실수로 인해서 일어난 것을 의미하는 것은 아니고 항암제 치료의 전문가가 타당하다고 하는 사용법을 이용했음에도 불구하고 일어나는 부작용과 독성에 대해서 말하고자 하는 것이다.

유방암에 시행한 고용량 화학요법의 결과에 대한 북미의 통계를 보면 치료 개시 이후 100일 이내에 사망 율이 1989년에는 20%였다. 즉 100명의 환자 중에 20명의 환자가 사망한 것이다.

원래 고용량을 투여하기 전에 그 사람의 체력을 검사하고, 그리고 유방암의 경우에는 중대 속도가 그렇게 빠르지 않기 때문에, 치료를 하지 않아도 곧바로 사망하지는 않는다.

치료하지 않는 경우에 100일 이내에 사망한 사람은 있을 수 없다고 확실하게 말할 수 있다.

그렇기 때문에 치료 개시 후 100일 이내에 사망한 경우에는 '치료에 따른 사망', '독성사(독성에 의한 사망)' 라고 가정하는 것이다.

외과 수술에서는 수술 1개월 이내에 사망을 '술사' 라고 인정하지만, 고용량 화학요법의 경우에는 1개월 보다 뒤의 사망하는 경우도 있기 때문에 100일을 목표로 해서 사용하고 있다.

유방암은 고용량 화학요법을 사용해도 생존기간은 연장되지 않기 때문에 독성 사망 율은 1%라도 높다.

악성 림프 중에서는 현재에도 골수줄기 세포 이식을 동반한 고용량 화학요법에 의한 독성사 사망 율은 15%~20%라고 생각하는 것이 일반적이다.

통상적인 양의 레지멘에서도 사망율이 높은 경우가 있다. 예를 들면 급성 백혈병이 그렇고, 영국의 통계에 의하면 소아의 급성 임파성 백혈병 환자의 3%가 독성사이다.

이 레지멘을 만약 나이 많은 사람에게 사용한 경우에는 과반수가 독성사할 것이다.

난소암에 대해서는 어떨까? 암의 진행 과정에 따라 3기, 4기의 수술한 후의 환자를 두 개의 그룹으로 나누어 시험을 실시한, 유명한 추첨식 시험이 있다. 이 시험의 결과 독성으로 사망한 환자는 다키소루(일반명 : Paclitaxel 난소암, 비소세포폐암, 유방암, 위암에 사용)+시스프라틴군((Cisplatin) : 황색의 결정체로 폐암, 위암, 식도암, 난소암 등에 사용) 184명에서는 4명(2.2%), 사이콜로포스포마이도((Cyclophosphamide CPA) : 알칼화제로 악성 림프종, 폐암, 유방암, 난소암, 소아암에 사용)+시스프라틴군 202명에서는 6명(3.0%)였다.

2.암 치료현장의 실상

항암제에는 폐독성 이외에 어떤 것들이 사망의 원인이 될까?

독성 사망 율이 일상 진료의 경우에는 임상시험의 보고보다 높다고 한다면 그 이유는 무엇일까? 몇 가지를 생각할 수 있다.

한 가지는 독성이 호흡곤란과 같은 증상으로 나타나는 것이 반드시 항암제 투여 직후는 아니기 때문이다. 잠시 지난 후 독성이 나타나는 경우가 적지 않았던 것이다. 환자가 병원을 옮기기 전 병원에서 마지막으로 항암제를 맞고 몇 달 지난 후에 간질성 폐렴을 일으켰다. 그런데 환자가 병원을 옮겨버리면 연구자가 사인을 파악하는 일이 곤란하게 되는 사정이 있는 것이다.(즉 보고 되지 않은 독성사 원인이 존재한다는 것)

이것만 봐도 독성사를 파악하는 데는, 예를 들면 고용량 화학요법에서는 '100일 이내'라고 하는 정의는 지나치게 짧다고 말할 수 있다.

원래 임상시험에서 보고 된 독성사망 율 자체가 실제보다 낮은 것이다. 왜냐하면 피실험자가 사망한 경우 담당 의사인 연구자에게는 '독성사'라고 판정하고 싶지 않은 심리가 작용하는 것이다.

그 경우 사망한 사람은 '암환자'이기 때문에 암이 진행해서 사망했다고(독성사가 아님) 판단을 할 수밖에 없다.

독성 사망 율이 보고 된 것 보다 높은 두 번째 이유는, 일상 진료 현장에서 나타나는 치료 현장에서의 실체가 있다. 즉 임상시험에서는 체력이 저하되어 있지 않고 각 장기기능이 양호하다는 등 좋은 조건의 환자를 골라 실험을 한 후 화학요법을 사용하는 것이 전문적인 데 반해, 일상 진료의 현장에서는 체력이 떨어져 있고 모든 장기의 기능이 나쁜 환자까지 치료해야 한다. 게다가 화학요법이 관련되어 있지 않은 외과의, 산부인과의, 이비인후과의, 비뇨기과의 등이 화학요법을 시행하는 케이스가 많다. 이와 같은 이유에서 매일 암치료의 현장에서는 임상시험에서 보고 된 비율의 몇 배나 독성사가 생겨난다고 생각할 수 있다. 이 점은 환자가 알아 두어야 할 사항이다.

2002년 10월에 후생노동성이 이래사(일반 명칭은 게피지니브)라고 하는 항암제를 사용하여 간질성폐렴 등 22명의 환자가 생겨났는데 11명이 사망했다고 발표했다. 발병율은 0.31%, 사망율은 0.16%다.

이래사((iressa) : 폐암에 사용)는 비소세포폐암에 대한 분자 표적 약으로 기대되는 약이 있다. 일본의 임상시험에서도 폐독성에 의한 사망이 나오지 않아 안전한 약이라고 생각하고 있었기 때문에 후생노동성의 발표에 의사들도 놀라움을 표시했다. 게다가 조사가 진행됨에 따라

증세가 나타나는 율과 사망율은 순조롭게 높아가고, 폐독성의 발병율이 7.2%, 사망율은 3.4%라고 하는 통계가 발표된 것이다. 이것은 임상시험에서의 판단과 일상 진료 현장에서의 실체와는 차이가 있다는 좋은 예이다

항암제에는 폐독성 이외에 어떤 것들이 사망의 원인이 될까?

미국의 1,200명 대상의 비소세포폐암의 추첨식 시험에서는 실제 숫자상으로는 19명이 독성사 하였다. 게다가 6명이 백혈구 감소로 인한 감염증, 5명의 심부전, 1명의 신부전이고 나머지 7명의 사인에 관해서는 기재되어 있지 않았다.

그 중 백혈구 감소는 환자가 사망하지 않으면 거의 회복되지만, 심부전과 신부전은 한 번 발병하면 회복이 불가능하다. 바꿔 말하면 사망하지 않아도 회복 불가능한 후유증을 안고사는 환자의 숫자는 통상적으로 사망한 환자의 숫자보다 몇 배나 된다는 것이다.

현재 이 임상시험에서는 사망 이외에도 등급 3, 등급 4라고 판정받는 위중한 정도의 심부전 환자가 11명이 있고, 또한 위중한 정도의 신부전환자도 15명이나 나와 있다.

등급 3의 신경장애도 19명이나 나타나 있는데 그 환자들도 회복이 곤란한 상태이다.

하지만, 이 시험을 발표하는 논문에서는 '독성사'라는 말은 사용하지 않고, 특별한 말로 독성사를 표현하고 있다. 즉 '등급 5'라는 말로 나타내고 있는데 그리하여 등급 5는 독성사를 나타내는 의학계 용어

가 되었다

세계 최고 권위를 자랑하는 의학 잡지에 게재된 논문에서도 '독성 사'라고 하는 말을 사용하지 않고 있는 것은 이 말을 사용하기 싫어하 는 의사의 심리와, 연구자의 심리가 잘 나타내고 있는 것이다. '등급 5' 라는 표현에서 환자는 물론 일반 의사가 읽어도 독성사와 같다고 느끼 기가 어려울 것이다.

참고로 항암제별 주요 부작용에 대하여 언급함으로 주요 부작용을 파악하면, 그냥 무시하고 지나칠 수 있는 신체적 불편함이 특정 항암제 의 영양임을 인식하여 그 부작용이 더 심각해지기 전에 조치를 취할 수 있게 된다.

■BCNU(Carmustine 뇌종양과 악성림프종에 사용)

폐독성이 있기 쉬운 항암제의 하나로 BCNU가 있다.(일본에서는 허 가되지 않음)

어떤 조사에서는 BCNU의 포함 양에 따라 폐독성의 증세가 나타나 는 율은 거의 20%이고, 사망 율은 3%였다.

그러나 평균치를 보면 조금 다르다. 증세가 나타나는 율은 투여한 양과 비례한다.

■아드리아 마이신((Adriamycin;And) : 항종양 항생제. 악성 램프종. 유방 암, 골연부조직육종에 사용)

아드리아마이신이라고 하는 항암제는 심부전을 잘 일으킨다. 이 병에 걸리면 조금만 움직여도 심장에 고통을 느끼게 되는 등 일상생활에서 많은 제한을 받게 된다.

다른 한편으로 총 투여량이 적어도 중대한 독성을 일으키는 것이 있다.

■블레오 마이신((Bleomycin;BLEO) : 항종양 항생제. 악성 림프종두경부암, 식도암, 고환종양에 사용)

프레오 마이신은 간질성폐렴과 폐선유증(폐 조직이 굳어져서 호흡곤란을 일으킨다.)을 일으키기 쉽다.

그 이유는 프레오 마이신은 1회의 주사로도 폐독성이 생기는 사람이 있기 때문이다. 결국 환자의 체질이 증세가 나타나기 쉬운 것과 관계가 되기 때문에 소량으로도 발병 율이 높아진다.

■이래사

이래사도 체질과 관계가 있는지 약을 마시기 시작해서 1주일 이내에 폐장해로 사망한 환자가 몇 사람이 있다고 보고 되었다.

■L-아스파라기나제(L-Aspparaginase:L-ASP) : 급성림프구성, 백혈병, 악성림프종에 사용

L-아스파라기나제(상품명:로이다 B) 라고 하는 항암제는 아나파라기신쇼크((Anaphylaxis) : 두드러기나 홍조 등의 피부 증상이나 때로는 호흡 곤란, 현기증, 의식 장해 등의 증상을 수반하는 일이 있어 혈압 저하 등의 혈액 순환의 이상이 급격하게 나타나면 쇼크 증상을 일으켜 생명을 위협하는 위험한 상태에 빠져 버리는 일이 있다. 이것을 아나피라키시쇼크라고 부른다.) 등의 약제 과민 반응을 일으키기 쉽고, 첫회의 치료로 6%~ 43%에서도 과민 반응이 생기고, 사망 율도 1%정도나 된다.

■다키소루(:일반명;Paclitaxel) : 난소암, 비소세포폐암, 유방암, 위암에 사용와 다키소테루(일반명(Docetaxe) : 유방암, 폐암의 2차 치료에 사용)

다키소루와 다키소테루도 과민반응이 인정되는 약제로 유명하고, 시스프라틴, 다키소루, 다키소테루 등에 따라 수족의 마비와 난청 등외 신경 장해도 회복이 불가능한 상태가 되는 독성이다.

이것으로 사망하는 것은 아니지만 일상생활에 크게 제한을 주게 한다.

그런데 그 중에는 환자가 이상을 호소해도 계속 시행하기를 권하는

의사가 적지 않다는 것이다.

폐에 이상 음형이 나타나 호흡곤란이 생겨도 "아직 괜찮으니 계속 합시다."라고 담당 의사가 말했다는 믿기 어려운 현실이 나타나고 있다. 환자로서는 호흡곤란, 수족마비 등이 나타나면 자발적으로 항암제 사용을 중지하여야 한다.

독성은 총 투여량과 관계가 있기 때문에 부작용을 몸으로 느끼지 못할 정도로 항암제를 조금씩 사용하고 있는 경우도 위험하다고 할 수 있다.

주1회 정맥주사 투여법 등도 위험이 있다. 그것을 파악하기 위해서는 자각증상이 없는 단계에서 중지하는 방법 밖에는 없다고 생각한다.

그런데 항암제의 독성이라면 환자와 일반인들은 구역질과 구토를 생각하기 쉽다. 더구나 오늘 날에는 구역질을 멈추는 우수한 약을 사용하기 때문에 환자가 "아! 부작용이 거의 없어져서 좋았어."라고 감격해하는 일이 자주 있다. 그러나 오히려 이것이 이전보다도 위험성을 증가시키고 있는 면도 없지 않다. 왜냐하면 몸으로 느끼는 부작용이 줄어들기 때문에 화학요법을 계속 사용하고자 하는 기분이 들어 계속 사용하다가 이윽고 회복이 불가능한 독성을 조우할 가능성이 높아지기 때문이다

또 탈모는 회복이 가능할지라도 문제가 있다. 예를 들어 머리가 거의 빠진 뒤 암과 독성 때문에 사망하는 경우도 많고, 그 동안 쭉 가발을 써야 하는 등의 부담이 생긴다. 항암제로 생명을 연장하기를 기대할 수

없는 암은 '탈모'도 화학요법을 받을지, 받지 않을지를 판단하는 문제
중의 하나이다.

3.환자의 보호능력

화학요법의 한계를 알고 부작용을 일정한 정도 느꼈을 때 빨리 중단하지 않는 이상, 독성의 증세가 나타날 가능성이 점점 높아진다.

환자들이 자신들의 정보를 모아서 생각해보면 화학요법은 아무래도 의미가 없다고 하는 결론에 도달하는 경우가 있을 것이다. 그러나 그런 결론을 실행하여 화학요법을 받아드리지 않으려고 하는 일은 상당히 험난한 길이다. 담당 의사가 화학요법이 필요하다고 주장하는 경우가 많고, 다른 한편으로는 재발의 공포로부터 어떻게 해보고 싶고, 어떻게 할 방법이 없을까 하는 기대를 완전히 지워버릴 수 없기 때문이다. 또 눈앞에 있는 의사를 믿고 싶고, 이 사람을 의지하면 나쁘게는 하지 않을 것이라는 기대도 하게 된다.

따라서 동일한 항암제를 시행하고 독성의 증세가 나타나는 율이 낮은 병원과 높은 병원이 있다면 그것은 환자가 항암제의 중단 시기를 알고 있는지, 없는지가 크게 관계된다. 화학요법의 한계를 알고 부작용을 일정한 정도 느꼈을 때 빨리 중단하지 않는 이상, 독성의 증세가 나타날 가능성이 점점 높아진다.

BCNU (Carmuseine : 뇌종양과 악성림프종에 사용)라고 하는 항암제는 투여량이 증가함에 따라 최후에는 100% 가까이 독성의 증세 율에 도달할 것이다. 이 항암제 역시 백혈구 감소와 설사가 발생한다. 일반적으로 회복이 가능한 부작용이지만 환자가 사망하는 경우도 더러 있다. 이들의 증상에 대한 퇴치법이 나빠서 사망하는 케이스도 없다고는 말할수 없지만 그와 같은 경우의 치료법은 꽤 많이 보급되어 있다.

그래도 회복이 가능한 부작용이 중독화 되어서 사망하는 사람이 있는 것은 앞에서 항암제 투여 시 발견된 백혈구 감소와 설사증상을 무시하거나 경시하고 또 항암제를 투여한 것이 결정적인 원인이다.

그럼 환자는 스스로 자신을 지킬 수 있는가?

우선 회복이 불가능한 독성에 대해서는 언제 증세가 나타날지 예측하는 것은 불가능하기 때문에 화학요법을 받는 회수를 1회라도 줄이는 것이다. 아직 화학요법을 받을 수 있는 체력이 있다고 생각하더라도 다음에 1회를 받은 후 독성이 나타날지 모르기 때문에 조금이라도 빨리 중단하는 결단을 내리지 않으면 안 된다.

회복이 가능한 부작용의 경우에도 그것이 발생한 다음에 화학요법을 받는다는 것은 매우 위험하게 된다. 그런데 담당의사에 따라서는 그 위험성을 무시하고 또 경시하고, 횟수를 점점 늘려가려고 한다. 따라서 환자로서는 화학요법으로 기대할 수 있는 효과와 부작용 독성의 위험성을 스스로 저울질하여 언제 그만 둘까를 판단하지 않으면 안 된다.

4.억제와 면역 기능의 현상을 추 진하는 물질

발암 물질의 억제와 면역 기능의 향상을 추 진하는 물질을 찾아 연구에 연구를 거듭한 끝에 발견한 것이 바로 '수용성 키토산'

지금까지 설명한 내용을 감안하여 우리 는 서양 의학과 동양 의학이 결합 된 새로운 치료법을 제창, 연구하고 있다. 몸속의 병소와 그 원인을 규 명하여 제거하는 것이 서양 의학의 사고라면 인간 본래의 치유 능력을 강화하여 병을 치유하는 것이 동양 의학의 사고다. 암을 치료함에 있어 암 세포를 절제하는 것도 하나의 수단이지만, 암 예방이라는 관점에서 보면 발암 물질의 섭취 억제, 면역 기능에 의한 증식 억제도 효과적인 수단이다.

생각해 보자. 발암 물질의 몸속 축적량을 감소시키거나 그것을 몸 밖으로 신속히 배출할 수 있다면 암 세포가 증식하는 것을 억제할 수 있을 것이다. 설령 몸 속에 암 세포가 존재한다 해도 면역 기능이 충분 히 작동하여 암 세포의 이상 증식을 억제할 수만 있다면 별다른 문제없이 건강을 유지할 수 있을 것이다. 만일 이상 증식이 시작되었다고 해도 전이만 되지 않는다면 대응하기가 쉽고, 암 독소의 방출을 막을 수만 있다면 몸의 저항력(면역 기능)이 높아져 암을 치유할 수 있다. 암이 전이되었다고 해도 증식을 억제할 수 있다면 생명 연장이 가능하다.

이처럼 발암 물질의 억제와 면역 기능의 향상을 추진하는 물질을 찾아 연구에 연구를 거듭한 끝에 발견한 것이 바로 '키쿠 키토산' 이다.

5. 제4의 요법

방사선 치료를 받음으로써 오히려 생명이
단축되는 경우도 있다.

키쿠 키토산을 이용한 면역 요법은 항암
제 투여나 외과적 수술 또는 방사선
조사처럼 암 세포를 직접 공격하는 것은 아니다. 그보다는 마크로퍼지
(대식 세포), 내추럴킬러 세포(NK 세포), 킬러 T세포 등 원래 인간의 몸
속에 존재하며 암을 공격하는 성질을 가진 세포의 작용을 강하게 함으
로써 항종양 효과를 높여 결과적으로 암을 배제하는 것이다. 이러한 면
역 요법은 부작용이 없는 데다 몸의 여러 가지 작용을 활성화해 주어
감정이나 사고도 적극적으로 변하게 만들어 체력이 회복되는 속도도
빠르게 해 준다.

키쿠 키토산에 의한 치료법은 수술 요법, 화학 요법, 방사선 요법의
뒤를 잇는 '제4의 요법' 이라 불리고 있다. 효과 면에서도 빠질 데가 없
는 암 치료 요법이다. 이미 많은 의사와 환자들이 그 미지의 매력에 빠
져 적극적으로 치료에 도입하고 있는 추세다.

그렇다면 키쿠 키토산이란 과연 어떤 물질일까? 다음 장에서 그 내
용에 관해 상세히 설명하겠다.

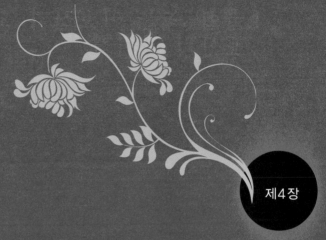

제4장

암치료의 대안 키쿠 키토산

1. 물에 녹는 키토산과 고분자 키토산의 차이점

키틴을 할아버지라고 할 때, 키토산은 아들
이고 수용성 키토산은 손자라 할 수 있다.

건강 식품의 일종인 키틴·키토산은 이
미 많은 사람들이 알고 있을 정도
로 대중적인 식품으로 이미 시장에도 많이 보급되어 있다. 하지만 실제
로 키틴과 키토산은 동일 물질이 아니라 별개 물질이다.

게 껍질에서 탄산칼슘(calcium carbonate), 단백질, 색소 등을 제거하고
정제한 것이 키틴이고, 다시 키틴에서 아세틸기(acetyl group)를 제거한 후
추출 정제한 것이 키토산이다. 키토산은 키틴의 유용한 성질에 독특한
성질을 첨가한 것이므로 키토산 건강식품은 키틴 건강식품의 효과를
살리면서도 더 한층 강화한 건강식품이다.

그러나 키토산이라고 해서 모든 같은 종류는 아니다. 응용분야에따
라 수(水)처리용 키토산, 화학공업용 키토산, 식품공업용 키토산, 농업
용 키토산, 의료용 키토산으로 분류되는데 키토산의 분자량(분자의 크기)

에 따라 다시 고분자 키토산, 중분자 키토산, 저분자 키토산으로 나뉜다. 나아가 물에 용해되는 키토산과 용해되지 않는 키토산 2종류가 있다.

이처럼 키토산의 종류는 매우 다양하다. 키토산이라는 이름을 공유하는 물질은 각기 다른 개성을 지니고 있으며 그 용도 또한 천차만별이다.

키토산 건강식품이라 해도 그 속에 함유된 키토산에 따라 키토산 본래의 효능을 얼마나 발휘할 수 있는지를 결정한다. 특히 물에 용해되는 키토산이나 분자량의 크기, 체내 흡수율은 키토산 건강식품의 질에 많은 영향을 미친다.

키틴을 할아버지라고 할 때, 키토산은 아들이고 물에 용해되는 키토산은 손자라 할 수 있다. 젊은 손자는 할아버지와 아버지의 장점을 이어받아 공부도 잘하고 할아버지의 100배, 아버지의 10배 이상이나 되는 능력을 지니고 있기에 사회와의 협조성이 뛰어난 다재다능한 인재로 할아버지와 아버지에게 없는 재능도 발휘한다. 즉 사회발전에 없어서는 안 될 위대한 존재인 것이다.

키토산은 정확히 말해 건강식품이 아니라 일종의 소재(素材)다. 키틴과 비교했을 때 키토산의 활성도가 뛰어나며 물에 잘 녹지 않지만 약산에서는 용해된다. 확실히 고분자 키토산은 화학반응을 쉽게 일으켜 가공 처리가 용이하고 쉬운 멋진 재료이다. 수처리제, 공업원료, 섬유 등에 이용되고 있다.

그러나 가공하지 않고 건강식품으로 이용할 경우에 보통 키토산은 문자가 지나치게 커서(분자량 10~100만) 위장에서 쉽게 흡수되지 않는다. 경구 복용하면 섬유로서의 기능밖에 발휘할 수 없다. 키토산이 다이어트 식품으로 이용되고 있는 이유는 영양제로서가 아니라 키토산이 흡수가 잘 되지 않아 담즙산과 기름을 흡착하여 배설하기 때문이다. 따라서 질병으로 쇠약해진 사람에게는 바람직하지 않다.

현재, 키틴 · 키토산을 애용하는 사람들 중에는 키틴 · 키토산이 위장에서 쉽게 흡수되는 것으로 생각하는 사람이 적지 않다. 그러나 실제로 키틴과 키토산은 고분자 상태로는 위장 속에서 분해되지 않아 3% 정도밖에 흡수되지 않는다. 지금, 고분자 키틴 혹은 키토산을 캡슐에 넣거나 정제한 상품이 시중에 나돌고 있는데 꽤 많은 양을 복용하지 않는 이상 큰 효과는 기대할 수 없다.

따라서 키틴 · 키토산을 건강식품으로 복용하려면 체내 흡수가 가능해야만 한다. 다시 말해 저분자 상태의 물에 녹는 키토산이어야 한다.

위나 장에서 직접 흡수할 수 있는 분자량은 약 2만까지인데 보통의 키틴 · 키토산은 분자량이 몇 십만에서 백만 이상인 고분자(거대) 다당류로 상당히 견고한 구조를 가지고 있기 때문에 물에도 녹지 않는다. 뿐만 아니라 위장 속에서 거의 분해가 되지 않으므로 체내 흡수가 상당히 어려운 물질이다. 고분자 상태 그대로 섭취하는 것은 호두를 깨지 않고 껍질째로 먹는 것이나 마찬가지이다. 내용물이 아무리 좋아도 흡수가 되지 않으면 호두가 지닌 장점이나 기능을 거의 발휘할 수가 없는 것과 마찬가지이다. 하지만 고분자의 키토산은 적당한 크기로 잘게 분해하면 수용성이 되어 그 흡수율을 월등히 높일 수 있다.

키토산을 건강식품으로 흡수하려면 분자량이 2만 이하로 만들어야 한다. 키토산의 분자가 더욱 작아지면 키토산은 물에 녹는 수용성 키토산이 되는 것이다. 키토산이 물에 녹으려면 키토산의 분자량을 6천 이하로 해야한 한다. 분자량이 수천인 키토산은 산을 사용하지 않아도 물에 녹아 위에서 90%이상 직접 흡수할 수 있다. 흡수율에서 보면 보통 키틴·키토산에 비해 현격히 높기 때문에 보통의 키틴·키토산이 자전거라면 물에 녹는 키토산은 제트기 정도라 할 수 있을 것이다.

앞에서 언급한 바와 같이 키토산은 분자량이 몇 십만에서 백만이상인 거대분자이기 때문에 물에 녹을 수 있도록 선택적으로 분자량을 수천까지 낮추어 만들어야 한다. 이때 통상 농염산, 과산화수소 등의 분해방법을 적용해야 하는데 이 방법으로는 대량생산이 곤란하며 많은 비용이 든다. 식품으로 만드는 데에는 안전성의 문제도 있다. 특히 분해할 때 대량의 부생성물이 나오기 때문에 물에 녹는 키토산으로 분리하기가 매우 어렵다. 이것이 물에 녹는 키토산의 저가격화, 대량생산에서의 난제다.

품질이 좋고 가격이 저렴하며 안정성이 높은 물에 녹는 키토산과 같은 매력적인 소재를 발견하기 위해 일본생물화학 주식회사와 한국지사 트레드테크놀러지는 연구기관과 대학의 협력을 받아 오랜 기간 연구를 거듭했다. 그 결과 강한 산이나 과산화물이 아닌 효모나 효소를 이용한 바이오기술로 부생성물의 생성을 억제하는 데 성공하여 물에 녹는 키토산을 양산할 수 있게 되었다. 이 제조방법으로 제조한 키쿠 키토산은 그 분자량이 2000~6000이기 때문에 물에 쉽게 녹으며 가격이 시장가격의 절반인데다 약 100%의 높은 순도를 자랑한다. 이 성공은 물에 녹는 키토산의 응용보급에 크게 공헌하여 주목을 모으고 있다.

실험 결과, 키쿠 키토산의 분자량이 6000이하인 경우 그 흡수율이 90%이상이라는 사실을 알 수 있었다.

인체 실험에서는 고분자 키토산의 흡수율이 3% 이하로 보고되었으며 토끼나 소와 같은 동물실험에서는 고분자 키토산도 28%의 양호한 흡수 결과가 보고되었다. 결국 이제까지의 연구결과를 보면 인간은 물에 녹는 키토산밖에 흡수하지 못하지만 동물은 고분자 키토산도 흡수가 가능하다. 실제로 소의 병 예방과 치료에 고분자 키토산을 사용하고 있으며, 인간의 경우에 한해 물에 녹는 키토산이 아니면 흡수 효과를 기대할 수 없는 것이다.

키토산의 정제 과정

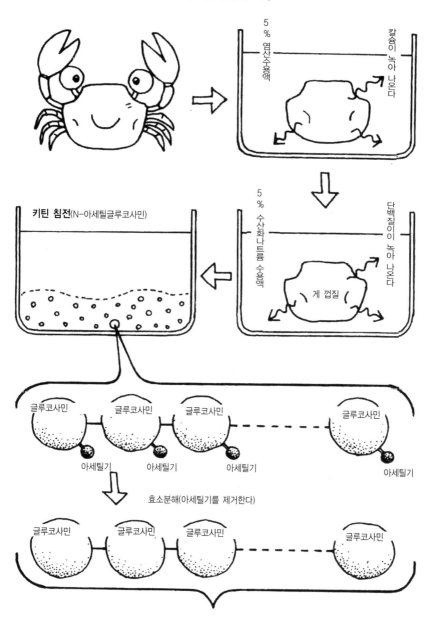

5 % 염산수용액

칼슘이 녹아 나온다

5 % 수산화나트륨 수용액

단백질이 녹아 나온다

게 껍질

키틴 침전(N-아세틸글루코사민)

글루코사민 글루코사민 글루코사민 글루코사민

아세틸기 아세틸기 아세틸기 아세틸기

효소분해(아세틸기를 제거한다)

글루코사민 글루코사민 글루코사민 글루코사민

2.키틴·키토산의 의학적인 증명

수많은 연구보고를 발표하고 그것에 기초해
키토산의 놀라운 효능을 증명하고 있다.

키틴 · 키토산 연구는 오래전부터 이루어져 왔지만 연구가 활성화되어 실제로 많은 연구결과를 얻게 된 것은 최근 20년 정도이다. 일본에서는 1980년대부터 문부성(현 문부과학성) 농림수산청의 연구조성기금을 받아 전국의 여러 대학에서 키틴 · 키토산 및 관련 효소의 기초와 응용 연구가 본격적으로 시행되었다. 1992년에 삿포로시에서 개최된 제2회 '국제 키틴 · 키토산 회의'를 계기로 일본 키틴 · 키토산 연구회가 탄생했다.

그후, 매년 한 차례식 키틴 · 키토산 학술회의를 열어 수많은 연구결과를 발표해 왔다. 1996년 학술학회로 인정받아 '일본 키틴 · 키토산 학회'로 명칭을 변경하고 키틴 · 키토산의 기초에서 응용에 이르기까지 폭넓게 연구를 진행하고 있다.

일본 키틴 · 키토산 학회는 연구회원 수 천 명을 확보했는데 그 대부분이 공적 연구기관과 대학 및 대학연구소, 의료연구기관, 민간기업과 그곳의 관련 연구자들이다. 그 연구 성과로 볼 때 가까운 장래에 병마와 자연환경 악화에 대처하고 그것을 극복하는 뛰어난 방법이 개발될 것으로 기대하고 있다. 특히 많은 건강식품 중에 그 물질에 관해 전문적으로 연구하는 학회가 있는 분야는 키틴·키토산밖에 없다는 사실에 주목할 만하다. 학회는 수많은 연구보고를 발표하고 그것에 기초해 키토산의 놀라운 효능을 증명하고 있다.

현재 항균섬유, 천연방부제, 식품첨가제, 화장품, 수처리제, 식물 엽면살포제, 토양개선제, 생분해 폴리머 등으로 실용화되고 있으며 의학 분야에도 널리 활용되고 있다. 여기서 키틴·키토산의 의학 분야 연구와 응용 사례 일부를 소개한다.

3.화상과 창상 치료에 놀라운 효과

환부에 피복하면 통증을 완화하고 염증을
억제해 화상이나 상처의 치유가 빨라진다.

1990년 8월 러시아 소년 콘스탄틴이 큰 화상을 입은 채 삿포로 의과대학 부속병원으로 긴급 후송되었을 당시, 소년은 전신 피부의 화상을 입고 빈사 상태에 놓여 있었다. 그러나 콘스탄틴은 병원에서 적절한 처치를 받은 덕분에 기적적으로 회복했으며 곧 완전히 건강을 되찾아 퇴원하게 되었다.

후에 소년은 몇 차례나 일본을 방문해 TV, 신문, 잡지에도 자주 등장하며 인기를 얻게 되었다. 소년은 화상의 흔적을 거의 찾아 볼 수 없을 정도로 본래의 모습을 되찾고 있었다. 이 치료에 사용된 인공피부가 바로 키틴 · 키토산이었다. 이 사건 덕에 키틴 · 키토산과 그 놀라운 효능이 대중에게 알려지게 된 것이다.

키틴 · 키토산은 거부반응이 거의 없고 인간의 세포와 친화성이 매우 뛰어나다. 또 진통살균작용과 함께 체액의 삼출 흡수와 신생육아의

촉진작용도 하기 때문에 환부에 피복하면 통증을 완화하고 염증을 억제해 화상이나 상처의 치유가 빨라진다.

그리고 사용 후는 체내에 리조팀(Lysoteam, 용균성 효소)이라는 효소의 작용으로 키틴·키토산이 자연스레, 분해, 소멸된다. 요컨대 인간의 피부가 재생되는 동안 이상적인 보호막 역할을 하다가 본래의 피부가 재생하면 보호막은 자연스레 사라지므로 이보다 더 고마울 수가 없다.

키틴·키토산의 항균성, 육아촉진작용 및 체내 친화성을 이용해 키틴·키토산 창상치료피복재가 개발되어 인공피부와 함께 보험적용의 약품으로서 최초로 인정되었다. 이 키틴·키토산 인공피부와 창상치료피복재의 개발에 의해 키틴·키토산의 놀라운 효능이 다수 발견되기에 이르렀다.

4. 키토산의 경구복용으로 기대되는 간접 효과

인간은 키토산을 섭취해야 한다. 1950년대 중반까지 일본인은 토양 속 균류나 효소가 분해한 곤충의 잔해, 갑각류의 껍질(저분자 키토산)을 식물을 통해 간접적으로 섭취했기 때문에 다양한 질병을 예방하고 치료하는 데 다소 도움을 받았다. 그러나 농약의 남용이나 환경파괴로 먹이사슬이 파괴되면서 키토산 섭취가 어려워졌다. 이것이 암 등의 난치병이나 성인병(생활습관병)이 증가하는 요인으로 볼 수 있을 것이다.

따라서 키토산의 섭취는 곧 증가하는 성인병을 비롯해 다양한 질병의 예방과 치료로 이어진다.

이제까지 기초연구나 의사의 관리 하에 행해진 임상실험에서 밝혀진 키틴·키토산의 건강식품으로서의 효능을 정리했다.

(1) 세포활성화, 면역력(자연치유력) 증강작용

(2) 대사촉진, 혈당상승 억제작용

(3) 콜레스테롤 흡수억제와 조정 작용

(4) 발암물질과 방사능 물질, 중금속 제거작용

(5) 암 전이 억제, 항암 · 항종양작용

(6) 요산 대사조절, 통풍예방 및 개선작용

(7) 빈혈 개선, 신장기능 개선작용

(8) 장기능 개선, 소화촉진, 변비 개선작용

(9) 혈액정화, 항혈전, 혈압강하작용

(10) 항곰팡이항균, 구취억제작용

(11) 간기능 강화작용

(12) 류머티즘, 교원병(膠原病, 피부, 관절, 혈관 등 신체의 결합조직에 이상이 생기는 병)의 개선작용

(13) 칼슘흡수촉신, 골나공증개신

이상의 효능효과는 모두 학회나 잡지를 통해 발표된 내용으로 신뢰성이 높다. 앞으로도 연구의 진전에 따라 더욱 새로운 효과가 발표될 것이다.

5.키틴·키토산의 임상 실험과 결과

키쿠 키토산 같이 신장기능의 개선 효과가 있는 약품은 없었다.

A. 뛰어난 혈액 정화제

우리는 10여 년 전부터 키틴·키토산 연구에 몰두해 왔다. 키토산을 이용한 경구흡착제 연구는 중국 신장(新疆) 제1회 청년과학대회에서 우수논문상을 수상했다. 이 연구를 통해 키토산이 화학합성약품의 부작용을 경감시키고 요소, 암모니아, 크레아티닌(creatinine), 요산 등의 질소 노폐물을 선택적으로 흡착·제거한다는 사실을 확인했다. 또 산성 중분자에 대해 90%이상, 인산화물질에 대해서도 효율적으로 흡착·제거한다고 보고되었다.

한편 케이세이헤이 박사는 동물 실험을 통해 신장기능 개선, 빈혈 개선 등의 효과를 증명했으며 신장병의 임상을 실시한 결과 다음 내용이 확인되었다.

a. 환자의 신체 각 계통에 미치는 키쿠 키토산의 영향을 면밀하게 관

찰했다. 그 결과 부작용이 전혀 발견되지 않았다. 이는 곧 키쿠 키토산의 안정성이 입증된 것이다.

b. 혈액투석 환자를 대상으로 키쿠 키토산을 경구투여하자 적혈구 농도가 상승했으며 빈혈이 개선되었다. 또한 체력이 증강됐을 뿐만 아니라 요독증(尿毒症, uremia, 신장의 기능이 극도로 저하되어 오줌으로 배출돼야 할 각종 노폐물이 혈액 속에 축적되어 발생하는 중독증세)이 경감되는 효과를 낳았다.

c.신부전(腎不全) 합병증환자에게 키쿠 키토산을 경구투여하자 혈액 지질의 조절, 요소질소농도의 저하, 영양상태 개선 등의 치료효과가 있었다.

d. 키쿠 키토산을 경구투여 받은 신부전 환자의 신장기능이 개선되었다.

신부전 치료제는 지금까지 합병증을 억제하거나 병내의 진행을 늦추게 했을 뿐으로, 키쿠 키토산 같이 신장기능의 개선 효과가 있는 약품은 없었다. 이러한 연구발표가 많아지면 키쿠 키토산의 신뢰성을 높이고 활성화로 이어질 수 있을 것이다.

B.중금속과 방사성 물질 제거에 특효
또한 중금속 및 방사성 물질과 키토산이 결합하여 킬레이트(Chelate, 두 자리 이상의 리간드가 중심 금속 원자와 배위 결합하여 고리 모양을 이룬 착화합물)

를 형성함으로써 중금속과 방사선물질을 효율적으로 흡착·제거한다는 사실이 많은 연구자들에 의해 보고되고 있다. 수은, 카드뮴, 니켈, 납 등의 중금속에 대해서는 거의 100% 가까이 제거작용을 하는 키쿠 키토산은 폭넓은 분야에 이용되고 있다. 여기서는 생쥐에 키토산을 경구 투여했을 때 확인된 방사성 스트론튬(strontium)의 배설촉진 효과를 소개한다.

방사선 의학종합연구소의 니시무라 요시카즈 연구팀의 실험결과, 키토산을 사료에 10% 첨가하여 사육한 쥐는 스트론튬을 경구투여하자 바로 다음날 이미 90%이상을 대변으로 배설했음이 증명되었다. 나아가 니시무라 연구팀은 키토산을 첨가한 사료로 쥐를 일정기간 사육한 뒤 방사성 물질인 스트론튬을 투여했을 때 스트론튬의 체내 잔류량이 현저하게 줄어들었다고 보고했다.

현재로는 그 원인이 충분히 해명되지 않았지만 스트론튬의 배설촉진 효과는 킬레이트 작용 외에 체내 공존 물질과 생리작용의 영향을 받는 것으로 추측할 수 있다. 이러한 결과는 방사성 물질이나 방사능에 오염된 음식을 섭취했을 때 곧바로 키토산을 경구 섭취하면 그 배설이 촉진된다는 것, 그리고 사전에 키토산을 섭취함으로서 방사성 물질의 흡수, 축적을 미연에 방지할 수 있다는 것을 증명하는 것이다.

체르노빌 원자력발전소 사고(1986년 4월 26일)로 오염된 지역은 백혈병, 갑상선암, 호흡기암, 소화기암 등 암 환자가 비정상적으로 많았는데 그 원인 물질인 방사성 물질의 배설에 키토산을 응용하자 뛰어난 효과가 있었다고 보고되고 있다.

C.간기능 개선과 간 질환에 효과

식생활이 서구화되면서 혈액 속의 지질과 콜레스테롤 수치가 높아지고 지방간의 발생 비율도 계속 증가하고 있으며 알코올 과잉섭취로 간기능 장애가 발생하는 사례도 증가하고 있다. 이러한 간기능 장애에 키토산이 효능이 있다는 사실이 증명되었다.

돗토리 대학의 히라노 교수 팀이 한 그룹의 토끼에게는 고지방의 사료를 주고, 또 한 그룹의 토끼에게는 고지방사료와 함께 2%의 키토산을 투여하며 사육했다. 1개월 후, 혈액 속의 중성지방과 간장의 변화를 측정했다.

키토산을 투여한 토끼의 중성지방과 콜레스테롤 수치는 정상치에 가까웠지만 키토산을 투여하지 않은 토끼는 고중성지방과 고콜레스테롤 증상을 보였다. 나아가 토끼를 해부한 결과 키토산을 투여하지 않은 그룹의 토끼 간은 적갈색 변화를 보이며 확실히 지방간과 간염이 동시에 발생했지만 키토산을 투여한 그룹의 간은 건강한 상태였다. 이 실험 결과, 키토산을 투여한 그룹의 간은 건강한 상태였다. 이 실험 결과, 키토산을 섭취하면 간의 악화를 예방할 수 있다는 사실을 알 수 있었다.

한편 의학박사 마쓰나가 아끼라 선생은 키토산이 B형 간염과 C형 간염 치료에 효과가 있으며 인터페론(interferon)의 부작용도 억제한다는 임상보고를 발표했다. 특히 키토산이 B형 간염과 C형간염의 바이러스 활동을 억제하고 간 기능을 활성화하여 병태가 호전되었다는 점을 지적하고 있으며 나아가 세포가 활성화되면서 약의 부작용이 경감되었다고 분석했다.

　우리는 만성 B형간염에 관한 키쿠 키토산의 임상을 실시했다. 이 키쿠 키토산의 임상은 만성 B형간염 환자를 대상으로 했다. 키쿠 키토산을 3~6개월간 경구투여하며 환자의 경과를 관찰하고 그들의 임상 데이터를 통계 처리한 결과, 키쿠 키토산의 임상 효과가 확인되었다. 간 기능 지표 GOT나 GPT의 수치가 치료전보다 상당히 저하되었으며 고(高)ALT(alanine aminotransferase, 간의 효소)환자의 ALT수치가 100% 개선되었다. 그 중에는 식욕 부진에 복수가 차고 황달 증상이 있는 환자가 많았으며 몸이 나른하여 직장을 그만둔 사람이 대부분이었는데 3개월~6개월 치료 후 환자의 대부분은 식욕과 체력이 개선되고 황달도 사라졌다. 또 휴직했던 사람은 예전의 직장으로 복귀할 수 있을 정도로 회복되었다. 만성 B형간염에 대한 키쿠 키토산의 유효성이 증명된 것이다.

　이상과 같이 많은 실험을 통해 키쿠 키토산의 효능이 실증되어 키쿠 키토산을 애용하는 사람이 전 세계로 확대되고 있다. 애용자 중에는 건강유지를 위해 복용하는 사람도 있고 당뇨병, 고혈압, 심장병 등 성인병에 걸린 사람도 다수가 있다. 키토산은 임상실험에서 증명되었듯 신장병, 간장병 등에 대한 효과 외에도 애용자의 체험을 통해 난치병에도 상당히 효과적이라는 사실이 밝혀졌다. 특히 만성질환이나 서양의료로 치료하지 못하는 질병에 놀라운 효과를 발휘하고 있어 전 세계인에게 뜨거운 주목을 받고 있다.

6. 항암 효과에 뛰어난 키쿠 키토산 효능을 실증

방사선 치료를 받음으로써 오히려 생명이 단축되는 경우도 있다.

일본이나 한국인 사망원인의 1위는 암으로써 3명중 1명이 암으로 죽어 가고 있다. 2000년 1년 동안 약 30만 명이 암으로 목숨을 잃었으며 지금도 계속 증가 추세다. 치료가 어려운 암 치료에 키쿠 키토산이 큰 효과를 발휘할 수 있을 것이다. 실제로 키쿠 키토산을 애용하는 사람 중 약 5000여 명이 암 환자로 그 중에 대부분이 키쿠 키토산으로 목숨을 구했다.

이번에는 암 환자 42명을 취재하여 키쿠 키토산의 구체적인 체험을 정리한 내용을 소개한다. 그 중에서도 '키쿠 키토산으로 암을 극복했다.' '암 진행이 억제되었다.' '항암제의 부작용을 감도시켰다.' '암의 재발과 전이를 방지했다.' '수술 후 순조롭고 빠르게 회복했다.' 등의 사례를 상세히 다루었다.

심각한 말기 암으로 진단받은 사람들이 키토산을 복용한 뒤 기적이라고밖에 할 수 없는 회복을 보이면서 키쿠 키토산의 뛰어난 효능이 입증되었다. 도대체 키토산은 어떻게 암에 대해 이런 놀라운 효과를 발휘할 수 있는 것일까? 키토산은 암에 어떤 작용을 하는 것일까?

그 의학적 실증 사례를 살펴 보자.

도호쿠 약과대학, 홋카이도 대학, 돗토리 대학 등 많은 대학과 연구 기관, 기업이 암에 대한 키토산의 효능에 관해 연구해 왔다. 우리도 대장암에 걸린 모델 생쥐를 이용해 키토산의 암예방 효능과 억제작용에 관해 연구했다. 그 결과 키토산의 암예방 작용과 항암 작용이 증명되었다. 이러한 연구를 정리하면 다음과 같다.

  a. 키토산은 세포를 직접적으로 죽이는 능력은 없다. 하지만 암세포를 포위하는 작용에 의해 암세포 활성을 떨어뜨리고 나아가 종양 신생혈관을 억제하여 그 비정상적 증식을 방지한다.

  b. 키토산은 몸의 면역력을 높이고 암의 침윤(浸潤, 염증이나 악성 종양 따위가 번식하여 인접한 조직이나 세포에 침입하는 일)을 예방한다.

  c. 암이 전이할 때 필요한 접착분자와 결합하여 암의 전이를 막는다.

  d. 키토산은 암 세포에서 배출된 독소를 흡착제거하여 통증을 완화하고 식욕 저하와 설사 등의 증상을 개선한다.

  e. 키토산과 항암제를 병용하면 항암제의 부작용을 감소시키고 그 효과를 지속시킬 수 있다.

  f. 방사선 치료와 병용하면 부작용을 억제하고 그 후유증의 우려도

없앨 수 있다.

상기 결과를 상세히 설명하기 전에 키토산에 관한 몇 가지 실험과 그 결과를 소개하겠다.

○ 도호쿠 약과대학 스즈키 시게오 교수 연구팀은 생쥐에게 암세포를 이식한 후, 키토산을 투여한 그룹과 투여하지 않은 그룹으로 나누어 암 상태를 비교했다.

그 결과 키토산을 투여한 그룹이 항암효과 면에서 일반 항암제보다 5배에 달하는 90%이상의 억제력을 보였다. 동시에 비장의 림프구 T세포가 활성화된다는 사실을 확인하고 그 연구결과를 일본암학회에 발표했다.

○ 돗토리 대학의 히라노 교수를 리더로 하는 연구팀은 도호쿠약과대학의 연구와 같이 암이 발생한 생쥐에게 키토산을 투여했더니 급격하게 종양이 축소되는 현상을 확인했다. 반면 투여하지 않은 생쥐는 사망했다.

○ 1991년 홋카이도대학 면역연구소 히가시 이치로 소장의 연구팀은 실험을 통하여 키토산의 암전이 억제작용과 면역활성화작용을 확인했다. 이 연구는 같은 해 9월 NHK 프로 '뉴스21'에서 보도되었는데 생쥐를 이용한 전이 억제실험이 상당히 극적이었기 때문에 큰 화제를 불러 모았다.

○ 에히메 대학 의학부의 오쿠다 히로미찌 교수팀은 키토산이 암 독

소의 일종인 톡소호르몬(towohomone)L의 유해 작용을 억제하는 사실을 발견했다.

○ 교린 대학의 마루야마 선생은 키토산을 생쥐에게 복강 내 투여와 경구투여를 실시한 결과, 키토산은 종양 신생혈관 억제 작용 외에도 면역계 작용을 한다는 사실을 1997년 9월 열린 암학회에서 발표했다.

○ 우리는 각종 실험결과를 확인하기 위해 암을 유발시킨 생쥐를 이용해 실험을 했다. 그 결과 키쿠 키토산을 경구 섭취하면 체내에 축적된 각종 발암성분을 흡착·제거한다는 사실을 실증했다. 이러한 결과가 학회에 발표되자 큰 반향을 불러일으켰다.

우리는 키쿠 키토산의 놀라운 항암효능에 관해 정리해 보았다.

• 암세포를 직접 죽이는 기능은 없지만 종양 신생혈관 억제 및 암세포 포위 작용을 통해 암세포의 활동을 억제하고 비정상적인 전이를 예방한다.

• 면역력을 높이고 암의 증식과 성장을 억제함으로써 전이와 증식을 막는다.

• 암이 전이될 때 필요한 접착분자와 결합하여 암 전이를 예방한다.

• 암세포에서 배출되는 독소를 흡착, 제거하여 결과적으로 통증이 완화되고 식욕저하와 설사 증상이 개선되어 체력과 저항력을 향상시킨다.

- 항암제와 병용하면 항암제의 효과를 돕고 그 부작용을 경감시킬 수 있다.
- 방사선 치료와 병행하면 그 부작용이 경감하여 빠른 회복을 기대할 수 있다.

실로 놀라운 효능 구조를 가지고 있다. 구성이 탄탄한 추리소설에서 범인(암)의 도주로를 완벽하게 차단하는 함정을 보는 것 같다고 하면 좀 과장된 표현일까?

암세포를 직접 죽이지 않는다는 것은 언뜻 약하게 보일 수도 있지만 다르게 생각하면 항암제나 방사선 치료와 같이 실수로 정상세포를 손 상시킬 위험이 없다는 것을 의미한다. 또 암세포를 무리하게 죽이지 않 아도 그 신생혈관을 저지하고 암세포를 포위하여 그 활동을 억제함으로서 침윤만 일어나지 않는다면 암은 죽은 것이나 마찬가지이다.

전이를 방지하는 시스템도 완전히 놀라울 따름이다. 암세포가 전이 하는 데 필요한 접착분자가 없으면 암세포는 전이하고 싶어도 그럴 수 가 없다.

암세포의 독소를 흡착·제거한다는 사실은 암에 걸려 오랫동안 고 통스러운 투병생활을 할 수밖에 없는 환자들에게 절대적으로 반가운 소식일 것이다.

꼭 암뿐 아니라 통증이란 그 무엇보다 두려운 존재일 수밖에 없다. 특히 암 투병 환자에게 그 고통은 말로 다 할 수가 없다. 상당히 진행된 말기 암의 경우 환자의 70%가 통증에 고통 받고 있으며 그 통증의 절반은 중간 정도, 그리고 30%의 사람은 견딜 수 없을 정도의 통증에 시달린다고 한다.

암은 이렇게 고통스런 통증이 동반되는 질병이지만 일본에서 통증 클리닉(암통통치료법)을 실행하고 있는 의료기관은 아직 50%정도에 지나지 않는다. 이런 사실만으로도 키쿠 키토산에 통증을 완화하는 힘이 있다는 사실은 상당히 큰 의미를 갖는다.

1998년 5월 3일자 <뉴욕 타임즈> 1면에 Top으로 실린 '기적의 암 특효약' 기사는 전 세계적으로 큰 반향을 일으켰다.

미국, 보스턴 소아병원 외과조사연구소 소장 J. 포크만(Judah Folkman) 박사가 개발한 신약은 매우 획기적인 것으로, 21세기의 암 특효약으로 주목받고 있다.

이 약의 개발이 '획기적' 인 이유는 신약이 앤지오스태틴(angiostatin) 과 엔도스태틴(endostatin) 2종류의 단백질이라는 사실이다. 다시 말해 이 약 자체는 암세포를 직접 공격하여 때려잡는 성질은 없지만 인체에 미량 존재하는 앤지오스태틴과 엔도스태틴이라는 단백질의 혈관형성 저해작용을 이용하여 암 세포가 새롭게 만든 모세혈관을 파괴함으로써 암세포에 영양과 산소를 공급하지 못하게 된다. 요컨데 암의 성장을 억제한다는 식이다.

지금까지 서양의학이 암에 대해 가지고 있던 주된 사고방식은 '자른다(수술 절제 치료), 태운다(방사선 치료), 죽인다(항암제 치료)' 는 단어로 대표되듯이 직접적으로 암 세포를 공격하는 것이었다. 그 결과 암은 해치울지 몰라도 환자마저 죽여버리는 비극이 반복되었다. 하지만 포크만 박사의 신약은 이제까지의 발상을 180도로 전환하여 암 세포를 '군량(軍糧)공격' 하여 전이를 예방할 뿐 아니라 암 그 자체를 무력화시켜 버리는 것이다.

암은 무질서하게 증식하고 정상적인 조직에 침투하여 세포를 파괴하고 나아가 전이를 일으키는 성질을 가지고 있다. 그런데 그 활동력의 원천인 산소와 영양을 차단할 수 있다면 암의 활동력이 약화, 축소되어 결국은 무해한 상태가 된다는 사상이 이 개발의 근간인 것이다.

이러한 사고방식은 바로 키쿠 키토산의 항암작용과 완전히 동일한 사상이라 할 수 있다. 게다가 체내에 있는 물질을 활성화시켜 암과 싸워나간다는 점도 완전히 일치한다. 암세포 분열을 강한 약으로 억제하는 공격적인 약품이 아니기 때문에 당연히 부작용의 걱정도 적다. 이 역시 키토산의 효능과 동일한 선상에 있는 것이다.

암을 때려잡는다는 기존의 항암제와는 근본적으로 다른 발상과 방법으로 개발된 신약 개발은 키쿠 키토산에게는 새로운 동료의 탄생이라 할 수 있을 것이다.

바다를 사이에 두고 동서양에서 동일한 발상으로 암 대응책이 연구되고 있는 것은 단순히 우연이라고는 할 수 없다. 단순한 대결에서 일보 진전된 항암대책이 강구되는 시기가 온 것이다.

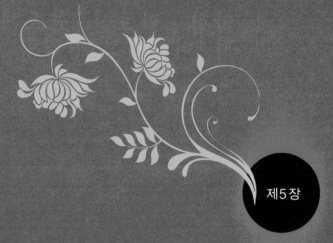

제5장

키쿠 키토산에 의한
면역력 증강효과

1. 키틴·키토산 유도체의 특이적, 비특이적 면역력 증강효과

키틴과 키토산은 식품유래 면역기능 강화물질로써 갑각류나 담자균 유래의 면역기능 활성화 기능이 있는 다당류이다.

식품 유래물질(food ingredient) 중에는 단독으로 투여했을 때 면역기능을 활성하거나 억제하는 성분의 면역기능 강화물질이 존재하는 것으로 알려졌다.

키틴과 키토산은 식품유래 면역기능 강화물질로써 갑각류나 담자균 유래의 면역기능 활성화 기능이 있는 다당류이다. 또한 면역기능 강화효과 뿐 아니라 혈중콜레스테롤농도저하, 지질흡수억제, 혈압강하, 혈중요산농도저하 등 생활습관병(식습관, 생활방식, 환경적 요인에서 발생하는 사회가 경제적으로 풍요해지면서 점차 발생이 증가하기 때문에 '풍요의 질병' 이라 부르기도 함)의 발병을 예방하고 병태를 개선하는 효과가 있다.

면역세포의 작용

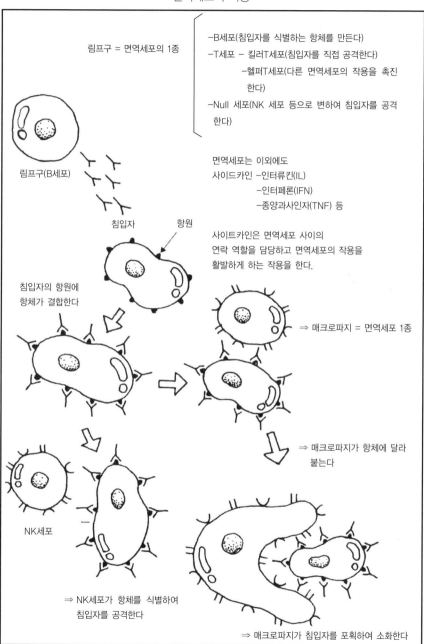

림프구 = 면역세포의 1종

-B세포(침입자를 식별하는 항체를 만든다)
-T세포 - 킬러T세포(침입자를 직접 공격한다)
        -헬퍼T세포(다른 면역세포의 작용을 촉진
        한다)
-Null 세포(NK 세포 등으로 변하여 침입자를 공격
한다)

면역세포는 이외에도
사이드카인 -인터류킨(IL)
          -인터페론(IFN)
          -종양과사인자(TNF) 등

사이트카인은 면역세포 사이의
연락 역할을 담당하고 면역세포의 작용을
활발하게 하는 작용을 한다.

림프구(B세포)

침입자   항원

침입자의 항원에
항체가 결합한다

⇒ 매크로파지 = 면역세포 1종

⇒ 매크로파지가 항체에 달라
  붙는다

NK세포

⇒ NK세포가 항체를 식별하여
  침입자를 공격한다

⇒ 매크로파지가 침입자를 포획하여 소화한다

면역반응에는 감염성 항원의 종류와 상관없이 반응하는 비특이적 면역반응과 감염성 항원에 특이적인 항체와 세포성 면역을 담당하는 림프구 주체의 특이적 면역반응이 있다.

히가시 이치로는 각종 키틴 유도체(키토산 포함)를 생쥐의 복강 내에 투여하여 매크로파지(macrophage, 대식세포)의 활성화 기능을 측정했다. 이 실험에서 특히 70% 탈 아세틸화 키틴(DAC-70)에 강한 매크로파지 활성화기능이 확인되었고 다른 유도체보다 활성화기능의 지속성이 뛰어나고 소량 투여만으로도 활성화가 효과적이었다는 결과를 얻었다. 나아가 DAC-70에 NK 세포를 활성화시키는 기능이 있다는 사실도 발견되었다.

이 효과의 발생 구조는 키토산, 탈 아세틸화 키틴의 구성당인 D-글루코사임 유래의 유리아미노기에 기인한 염기성이 중요하며, 용액 속에 이온화된 상태가 활성유도에 필요하는 점을 시사하고 있다. 또한 DAC-70은 생쥐 복강매크로파지가 방출하는 인터류킨1(IL-1)과 콜로니형성 자극인지와 같은 사이토카인(매크로파지유래인자;모노카인)생산을 증강시켰지만 생쥐 복강림프구에 직접 작용하는 인터류킨2(IL-2)등의 사이토카인(림프구유래인자;림포카인)생산증강은 나타나지 않았다. 이 결과에서 DAC-70은 매크로파지 활성화와 모노카인 생산증강이 특징으로 면역기능 활성화물질로, 매크로파지에서 만들어지는 모노카인을 통해 그 후에 대기하고 있는 림프구(헬퍼 T세포)가 활성화되고 활성화 림프구생성의 림포카인에 의한 면역반응, 즉 특이적 면역반응의 강화가 유도된다는 점을 알 수 있다.

또한 키틴 · 키토산 유도체에 의한 면역기능의 활성화는 매크로파지의 활성화가 유도되어 나타나는 것이며 매크로파지의 IL-1생산 증강에 의해 T림프구가 활성화되고, 나아가 B림프구의 활성화가 일어나 총체적으로 비특이적 면역반응과 특이적 면역반응의 증강이 나타나는 것으로 볼 수 있다.(그림1)

도쿄농업대학 응용생물과학부 영양학과 와다 마사히로

(<식품과 개발>VOL.35 NO.3 2000년)

|그림1| DAC-70에 의한 면역증강활성발현의 구조

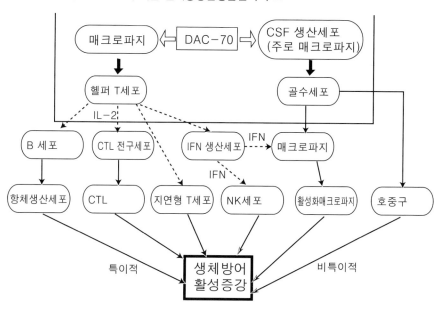

IL-1 인터류킨-1   CSF 콜로니형성 자극인자   CTL 세포 장해성 T세포
IL-2 인털킨-2   IFN 인터페론

2.키쿠 키토산의 약리학적 작용

효과는 키쿠 키토산에 용량 의존적이라는 사실도 밝혀졌다.

1. 시료

평균 분자량 2000~6000, 탈 아세틸화도 90%이상, 키토산 함유량 95%, 수분 3.8%의 수용성 키토산을 에탄올로 세정, 정제하여 저온건조시킨 것을 시험에 사용했다.

|그림2| 키쿠 키토산에 의해 활성화된 매크로파지의 TNF-α생산

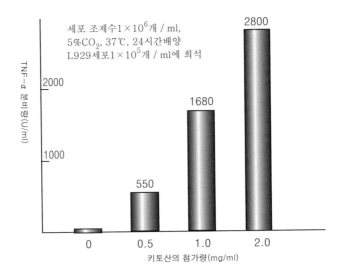

세포 조제수 1×10^6개 / ml,
5%CO_2, 37℃, 24시간배양
L929세포 1×10^5개 / ml에 희석

TNF-α 분비량(U/ml)

2800

2000

1680

1000

550

0   0.5   1.0   2.0

키토산의 첨가량(mg/ml)

|그림3| 키쿠 키토산에 의해 활성화된 매크로파지의 TNF-β 생산

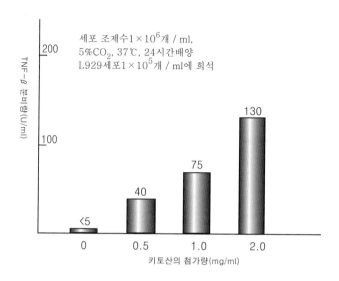

2.매크로파지를 활성하는 키쿠 키토산

37℃, 24시간, 키쿠 키토산과 함께 배양한 티오글리콜산 (Thioglycolic acid) 유도형 복강 매크로파지는 그림2와 같이 키쿠 키토산의 용량에 의존적으로 생쥐의 섬유세포 L929에 대한 TNF-α(종양괴사인자)생산을 증대한다. 소량의 키쿠 키토산도 매크로파지의 TNF-α 생산을 활성화한다.

이와 동일하게 골수 매크로파지를 이용한 TNF-β 생산의 증가를 조사한 결과, 키쿠 키토산이 골수 매크로파지 TNF-β분비를 증대하는 효과가 확인되었다. 그 효과는 키쿠 키토산에 용량 의존적이라는 사실도 밝혀졌다.(그림3)

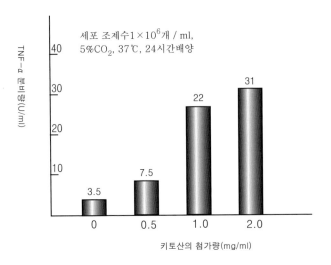

|그림4| 키쿠 키토산에 의해 활성화된 매크로파지의 IL-1 생산

세포 조제수 1×10^6개 / ml,
$5\%CO_2$, $37\degree C$, 24시간배양

TNF-α 분비량(U/㎖)

키토산의 첨가량(mg/ml)

이 밖에 키쿠 키토산이 복강 매크로파지의 IL-1(인터류킨1)분비를 증대시킨다는 사실도 확인되었다.(그림4)

3.키쿠 키토산의 경구투여에 의한 면역력 증강 작용

키쿠 키토산의 면역 활성 성질을 알아보기 위해 생쥐에 키쿠 키토산을 30일간 투여한 뒤 매크로파지의 기능 변화를 조사했다. 매크로파지는 이물질은 무엇이든 먹어치우기 때문에 이 실험에서는 생쥐의 미정맥(꼬리정맥)에 희석시킨 먹물을 주사한 뒤 그 혈액을 이용해 매크로파지의 식세포작용(phagocytosis) 지수를 측정하여 결과를 정리했다.(그림5) 키쿠 키토산을 1일 0.1g~0.8g 투여한 생쥐군과 키토산을 투여하

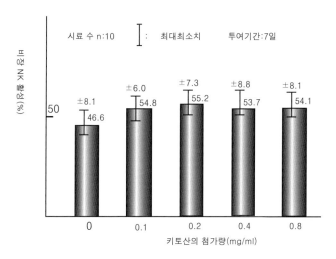

|그림5| 키쿠 키토산 경구투여가 생쥐의 NK세포 활성화에 미치는 영향

지 않은 생쥐군 사이에 매크로파지의 식세포작용에 차이가 있음이 인정되었다. 키쿠 키토산을 투여하면 매크로파지가 자극을 받아 증식한다는 사실을 알았다. 나아가 키쿠 키토산을 경구투여하여 생쥐의 비장 NK세포(natural killer cell) 활성에 미치는 영향도 유산탈수소법으로 조사했다. 그 결과 그림5와 같이 키쿠 키토산을 투여한 생쥐의 NK세포 활성화는 키토산을 투여하지 않은 생쥐의 NK 세포활성화에 비해 20% 증가했다.

이상과 같이 키쿠 키토산이 면역계의 중심인 매크로파지와 NK 세포를 활성화하여 면역력을 높인다는 사실이 밝혀졌다.

4. 키쿠 키토산의 경구투여에 희한 암예방 작용

키쿠 키토산을 10% 배합하여 만든 먹이를 생쥐 50마리에 30일간 투여한 뒤 1주일에 한번 DMH(화학 합성된 발암물질)을 생쥐에 주사하여 대장암을 유발했다. 그 후에도 3개월간 키쿠 키토산을 계속 투여한 후 생쥐 모두를 해부하여 대장암 발생 유무를 확인했다. 키토산을 투여하지 않은 50마리에도 동일한 실험을 실시하여 대장암 발생여부를 조사했다. 그 결과 키쿠 키토산 경구투여군중 4마리에서 대장암이 확인되었으며 이에 비해 비투여군에서는 22마리가 대장암 발생을 보였다. 즉 키쿠 키토산을 경구 투여한 결과 암을 예방할 수 있었다는 사실이 밝혀졌다.(그림6)

|그림6| 키쿠 키토산 경구투여가 생쥐의 식작용 지수에 미치는 영향

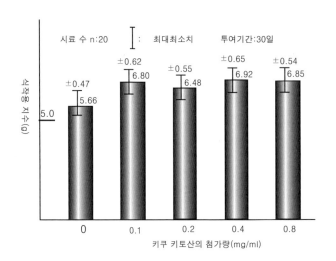

5. 키쿠 키토산 경구투여에 의한 면역 활성 성질의 검토

평균 연령 20세의 건강한 여자대학생 5명을 대상으로 키쿠 키토산을 한사람에 1일 5g을 3일간 계속해서 총 15g을 투여하고 복용을 시작하고 4일이 되는 날 NK세포활성을 51Cr 방법으로 측정하여 복용 전과 복용후를 비교했다. 표에서 보듯 키쿠 키토산을 경구 투여한 피험자 5명 중 4명의 NK세포 활성이 증가했으며 그 평균치도 30.2%에서 33%로 증가한 점을 볼 때 키쿠 키토산이 생체 내 면역활성작용을 한다는 사실을 알 수 있다.

생물화학주식회사고문 케이세이헤이(景世兵)

전체 피실험자의 NK 활성치 %의 변화와 증감율

피실험자	A	B	C	D	E	평균
NK 활성 전	23	31	19	43	35	30.2
NK 활성 후	39	33	22	32	39	33
투여 후 증가율	1.7	1.1	1.2	0.74	1.1	1.1

3.키쿠 키토산의 경구투여에 의한 항종양 작용

키쿠 키토산을 경구투여하면 항종양작용을 한다는 사실을 알 수 있다.

1주일간, 키쿠 키토산 배합 사료를 생쥐에게 투여하고 나서 생쥐의 오른쪽 겨드랑이에 종양세포를 주입했다. 그런 뒤에 2주간 키쿠 키토산을 투여하여 종양의 중량을 측정하고 키토산을 투여하지 않은 무리의 종양중량 변화를 조사했다. 그 결과 그림7과 같이 키쿠 키토산을 경구 투여한 그룹의 종양 중량이 비투여군에 비해 최대 55%까지 감소했다. 즉, 키쿠 키토산을 경구투여하면 항종양작용을 한다는 사실을 알 수 있다.

생물화학주식회사고문 케이세이헤이(景世兵)

|그림7| 키쿠 키토산 경구투여가 생쥐의 종양 중량에 미치는 영향

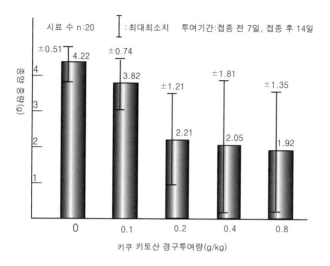

시료 수 n:20   ⊥ : 최대최소치   투여기간:접종 전 7일, 접종 후 14일

4. 키틴·키토산과 항암요법을 병용한 항암효과

키틴, 키토산을 암 치료의 효과적 보조 수단으로 이용하는 시도는 앞으로 주목을 모으게 될 것이다.

암 치료에는 외과수술, 약물요법, 방사선요법, 면역요법, 유전자 치료 등이 있다. 그리고 그 중에 약물요법에 사용되는 항암제는 강한 항종양 효과와 함께 면역기능의 저하, 골수장애에 의한 적혈구, 백혈구의 감소, 소화관 장애에 의한 설사, 구토 등의 부작용이 문제가 되고 있다.

오쿠다 히로미찌 연구팀은 종양세포를 이식한 실험용 생쥐를 이용해 항암제 5-FU(Fluorouracil)와 함께 CDDP(cis-diamminedichloroplatinum), 키토산을 병용했을 때(경구투여)의 항종양 효과와 이들 항암제의 부작용 영향에 관해 검토했다. 5-FU, CDDP 모두 항종양 효과가 확인되었지만 5-FU를 투여한 생쥐에게서는 비장 중량의 저하, 백혈구 감소, 소장점막 장애 등의 부작용이 나타났으며, CDDP의 경우도 체중이나 비

|그림8| 육종 180을 투여한 생쥐에게 5-FU와 키틴 · 키토산을 병용했을 때 암 중량에 미치는 영향(육종 180:악성 암세포)

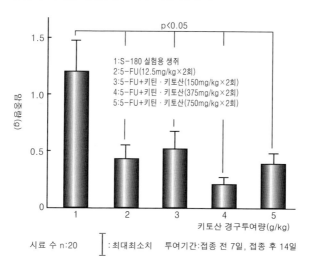

시료 수 n:20 　　⊥ :최대최소치　　투여기간:접종 전 7일, 접종 후 14일

장중량의 저하, 적혈구 감소 등의 부작용이 발생했다. 한편 이들 약제와 키토산을 병용하자 부작용이 현저히 개선되었고 키토산 병용 결과에서도 항암제 단독 투여 때와 동등하게 항종양 효과가 존재한다는 사실이 발견되었다(그림8,9). 이들의 효과를 나타내는 구조는 키토산의 경구투여에 의해 항암제가 암 조직 이외의 장기(비장이나 골수 등이 면역담당 조직이나 소장점막)에 축적되는 것을 억제(소화관 안에서의 약제 흡수속도 지연 등에 의함)하고 표적 조직인 암 조직에서 선택적으로 흡착, 축적(효과적인 약제 혈중농도의 유지 등에 의함)하여 항종양 효과를 유지하고 부작용을 억제하는 것으로 보고되었다.

이렇게 키틴, 키토산을 암 치료의 효과적 보조 수단으로 이용하는 시도는 앞으로 주목을 모으게 될 것이다. 최근 니시무라 요시카즈 연구

|그림9| 육종 180을 투여한 생쥐에게 CDDP(1.25mg/kg)와 키토산을 병용했을 때의 항종양 효과

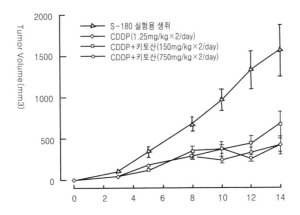

팀은 키토산을 경구 투여한 생쥐에게서 방사선에 대한 저항성이 촉진되는 현상을 발견했다. 이 역시 방사선 치료에 의한 부작용을 경감시킬 수 있는 방법으로 주목받게 될 것이다.

도쿄농업대학 와다 마사히로(<식품과 개발> VOL.35 No.3 2000년)

|그림10| 육종 180을 투여한 생쥐에게 5-FU와 키틴 · 키토산을 병용했을 때 소장점막 효소활성화에 미치는 영향

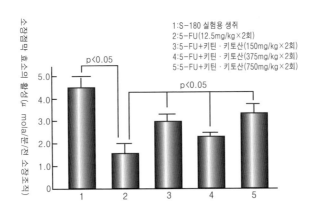

5. 키틴의 플러스 전기가 항암 작용의 근원 (백혈구, 림프구가 감소하지 않음)

키틴 · 키토산 150mg/kg, 750mg/kg을 투여하면 백혈구의 감소가 확실히 억제된다는 것을 알 수 있었다

10마리를 하나의 실험군으로 하는 수컷 생쥐 5개 실험군을 준비하고 모든 생쥐에게 1.5×106개의 '육종(sarcoma)180' 이라 불리는 악성 암세포를 피부조직에 이식했다. 제1실험군은 아무런 조작을 하지 않고 제2실험군에서 제5실험군까지는 '5-FU' 라는 항암제를 아침과 저녁 12.5mg/kg씩 2회에 걸쳐 경구투여했다. 또 제3실험군부터 제6실험군까지는 키틴 · 키토산을 각각 150mg/kg, 375mg/kg, 750mg/kg씩 아침, 저녁으로 투여했다. 키틴 · 키토산은 키틴 20%, 키토산 80%의 혼합물이다.

5-FU를 투여하면 백혈구는 3분의 1까지 감소하지만 키틴 · 키토산 150mg/kg, 750mg/kg을 투여하면 백혈구의 감소가 확실히 억제된다는 것을 알 수 있었다.(그림10)

375mg/kg를 투여하면 상승경향을 보이지만 통계적으로 큰 의미는

없다. 이 결과에서 키틴·키토산이 5-FU에 의한 백혈구 감소를 억제한다고 해도 좋을 것이다.

백혈구의 감소는 감염에 대한 저항력을 저하시킨다. 암 치료 과정에서 폐렴에 의한 죽음이 많은 이유도 사실 이 때문이다. 키틴·키토산이 백혈구 감소를 억제하는 것은 감염에 대한 저항력을 유지해 준다는 것을 뜻한다.

다음으로 백혈구와 유연 관계(類緣關係, 생물의 분류에서 발생 계통이 어느 정도 가까운가를 나타내는 관계)에 있는 비장의 림프구에 대해 조사하자 5-FU에 의한 림프구수의 감소도 키틴·키토산에 의해 억제된다는 사실을 알았다.

|그림11| 육종 180을 투여한 생쥐에게 5-FU와 키틴·키토산을 병용했을 때 백혈구에 미치는 영향

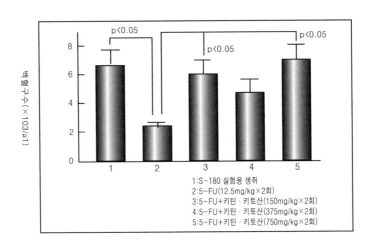

림프구는 암과 싸우는 저항력과 깊은 관계가 있다. 림프구 속의 NK 세포나 LAK세포(Lymphocyte Activated Killer Cell)가 암세포와 정상세포를 식별하여 암세포만을 죽이기 때문이다. 따라서 5-FU로 인해 림프구가 감소한다는 사실은 암과 싸울 저항력이 저하한다는 것을 의미하는 것이다. 실험에 따르면 5-FU를 투여했을 때 림프구 속의 NK 세포도 감소하는 현상을 보였다. 그러나 5-FU와 함께 키틴·키토산을 투여하면 림프구의 감소를 억제함과 동시에 NK 세포의 감소도 억제되었던 것이다. 결국 키틴·키토산에는 5-FU에 의한 암 저항력의 저하를 억제하는 효능이 있다는 것이다.

5-FU를 투여하여 발생하는 부작용 중 하나는 소장점막 장애와 그로 인한 설사이다. 소장점막 장애의 기준으로 소장점막에 있는 효소 수크라아제(sucrase)를 자주 이용한다. 이 효소가 저하된다는 것은 점막에 장애가 있는 것을 나타낸다. 5-FU를 경구투여하면 이 소장점막효소의 활성 정도를 3분의 1까지 저하시킨다. 하지만 키틴·키토산을 투여하면 이 효소의 저하가 눈에 띄게 억제된다.(그림11) 다시말해 키틴·키토산을 투여하자 5-FU로 인한 소장점막의 장애가 확실히 억제된 것이다.

6. 신생혈관 억제제의 검토

DAS 스코어는 키토산, 키토산올리고당 모두 지금까지 검토하고 있는 억제제에 비해 가 치가 있었다.

목적

종양

에서는 다양한 혈관형성인자를 생성하여 종양의 증 식과 침윤, 전이에 밀접하게 관계한다는 사실을 시사

한다.

간 전이 모델을 이용해 숙주상태에 대해서도 검토를 추가하여 그 결 과를 보고한다.

방법

종양의 신생혈관 억제작용은 이미 보고된 바와 같이 생쥐 DAS(dorsal air sac, 암 조직 피부이식법)법으로 수치화하여 평가했다. 전이모델은 Colon26세포1×104cells을 CDF1 생쥐의 비장 내에 이식하고 14일 후 에 간 전이 개수를 측정하는 방법을 이용해 평가했다.

숙주상태의 지표로는 면역억제 산성단백(LAP)의 양을 비교 검토했

다.

키토산(분자량 약 25,000), 키토산올리고당(분자량 약 1,200), 크레스틴
(PSK) 등의 약재를 각각 복강내 경구투여를 실시했다.

결과와 고찰

DAS 스코어는 키토산, 키토산올리고당 모두 지금까지 검토하고 있
는 억제제에 비해 가치가 있었다. 간 전이 억제율은 키토산 49.5%, 올
리고당 64.9%를 세립화함으로써 향상되었다.

PSK의 병용은 억제율을 각각 73.5%, 78.5%로 상승시켰다.

LAP는 비담암 생쥐 82.0ng/ml에 비해 421ng/ml로 확실히 증가되지
만 키토산은 284.0ng/ml, PSK 병용에서는 212.5ng/ml로 더욱 감소했
다.

키토산은 혈관신생 외에 면역계에 대한 효능이 확인되었으며 나아
가 IL-1,2, TGF-B 생성 능력에 대한 비교검토를 진행할 계획이나.

교린 대학 제1외과 마루야마 쇼오지(제56회 일본암학회총회, 1997년 9월)

7. 키토산의 칼슘 흡수 촉진효과

앞으로는 흡수촉진 구조의 해명, 뼈에 미치는 작용에 대한 확인을 해 나갈 계획이다.

칼슘 흡수 촉진물질을 스크리닝(screening, 일정 조건을 충족시키는 물질을 선별하는 방법)하기 위해 장관루프이중결찰(結紮, 묶음)법을 이용했다. 실험동물로는 4주령의 SD(실험용 동물 중 5년 이상 외부의 이입 없이 일정한 집단에서 번식시킨 폐쇄군의 일종)계 수컷 쥐를 이용했다. 쥐를 하룻밤 질식시킨 후에 넴뷰탈(nembutal)로 마취하여 개복하고 십이지장 부분의 길이 4cm를 실로 묶어 소시지 모양의 루프를 만들었다. 이어 시험액 0.3ml를 주사바늘로 십이지장 관강(管腔)내에 주입했다. 쥐는 한 개의 실험군을 6마리로 했다. 시험액은 150mM 염화칼슘과 시험성분을 용해하여 염산 또는 수산화나트륨에서 pH6.5인 조정액을 사용했다. 시험성분의 첨가량은 0.5% 했다. 컨트롤 군에는 150mMh 염화칼슘용액(pH6.5)만을 투여했다. 시험액투여 1시간 후에 십이지장 부분을 잘라내어 장관 관강 내에 잔존하는 칼슘의 양을 원자흡광법(Atomic Absoption, 원자를 불꽃을 이용해 높은 온도에서 가열하여 만들어진 기체 상태의 중성 원자에 복사에너지(자외선)를 조사하여 발생하는 복사에너지 흡수 현상을 기초로 한 분석법)으로 측정했다. 칼슘흡수율은 다음의 식으로 산출했다.

$$Ca흡수율(\%) = \frac{시험액\ 속\ Ca의\ 양 - 장관\ 관강\ 내에\ 잔존한\ Ca의\ 양}{시험액\ 속\ Ca의\ 양} \times 100$$

시험액 속에 키쿠 키토산을 투여하자 유의미한 칼슘흡수 촉진효과를 보였다. 이 효과는 농도 의존성을 나타낸다. 또한 아질산 분해로 아미노기를 제거한 것에서는 이 효과가 나타나지 않았다.

다음 단계로서 쥐 출납시험(칼슘의 섭취와 배설의 분량을 계측하는 방법)에서의 칼슘흡수 촉진효과에 대해 검토했다. 탈지대두를 단백원으로 하는 사료에 각 일정한 농도의 키토산을 첨가하고 6주령의 SD계 수컷 쥐에게 1주일간 투여했다. 시험식사육기간의 5~7일까지의 3일간 각 개체별 똥과 오줌을 회수하여 출납시험으로 효과를 평가했다. 칼슘보유율은 다음 식으로 산출했다.

$$Ca보유율(\%) = \frac{사료\ 속의\ Ca함량 - (똥\ 속의\ Ca함량 + 오줌\ 속의\ Ca\ 함량)}{사료\ 속의\ Ca함량} \times 100$$

컨트롤 사료를 투여한 실험군에 비해 키토산을 투여한 실험군에서 의미있는 ($P<0.01$) 높은 칼슘흡수 촉진효과가 확인되었다. 이 효과는 장관루프이중결찰법으로 얻어진 결과와 동일하게 농도의존성을 보이

며 사료 속의 첨가량 0.3%에서 효과가 극대화되었다.

앞으로는 흡수촉진 구조의 해명, 뼈에 미치는 작용에 대한 확인을
해 나갈 계획이다.

일본수산청중앙연구소 · 공화 테크노스 오카노 쥰,

츠지무라 테츠조 외(<키틴 · 키토산연구>vol.5 1999년)

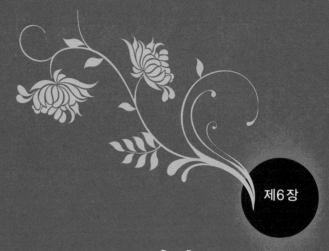

제6장

암의 종류와
키쿠 키토산을 이용한 치료법

다양한 암의 종류와 치료법

방사선에 노출되는 횟수가 많아지면 새로운
암이 발생할 수 있다는 설도 제기되고 있다.

한국과 일본의 의료를 지탱하고 있는 것은 서양의학이다. 그리고 수술은 서양의학에서 암 치료의 중심에 있는 치료법이라고 할 수 있다. 암을 치료할 때 가장 손쉽고 확실한 방법은 무엇일까? 바로 암 덩어리를 제거하는 게 아닐까? 특히 초기 암을 완치할 수 있는 가장 빠른 길은 수술이다. 그러나 수술이 갖는 위험성이나 암의 전이를 비롯해 부작용은 수술치료의 큰 단점으로 남는다.

항암제(약물요법)의 경우, 일본에서는 이미 1000종류가 넘는 약품이 승인되어 있으며 계속해서 새로운 항암제가 개발되는 중이다. 항암제는 백혈병이나 악성 림프종에서는 놀라운 성과를 거두고 있지만, 위암, 간암 등 이른바 고형 암에는 아직 좋은 효능을 발휘하지 못하고 있다. 따라서 고형 암의 경우는 수술 후의 재발을 막기 위해 보조 방법으로 이용하거나 암이 너무 커서 도저히 절제할 가 없을 때 암을 조금이라도 축소시켜 수술할 수 있도록 이용한다. 그리고 광범위에 걸친 재발 진행을 일시적이라도 늦춰 연명 효과를 얻기 위해서도 사용된다.

그러나 항암제는 암세포에 직접 작용하여 죽이는 동시에 정상 세포에도 나쁜 영향을 준다는 부작용을 안고 있다. 이것이 항암제 치료의 숙명적인 한계이다. 이 때문에 항암제 치료를 꺼리는 경향도 있지만 이 치료법의 장단점을 충분히 숙지하고 활용하면 이 방법도 하나의 큰 전술이 될 수 있다. 게다가 최근에는 부작용을 줄이는 방법이 다양하게 연구되어 암 세포에 더 많은 항암제를 투여해 치료하는 연구도 진행되고 있다.

방사선 치료는 초기에는 수술이 불가능한 환자나 수술의 보조적 치료방법으로 이용되는 것이 보통이었지만 항암제나 면역요법과 병행하여 상당히 폭넓게 활용되고 있다. 그러나 이 방법도 암의 크기나 방사선에 얼마나 민감한가에 따라 치료효과에 한계가 있다. 게다가 방사선의 부작용 역시 무시할 수 없는 부분이다. 방사선에 노출되는 횟수가 많아지면 새로운 암이 발생할 수 있다는 설도 제기되고 있다.

그 외에 면역요법, 한방약, 식이요법, 온열요법 등의 민간요법에서도 놀라운 성과를 올리고 있지만 안정적인 효과가 확보되지 않기 때문에 환자나 암에 따라 치료의 한계가 있다. 하지만 이 치료법들은 서양의학의 방법과 달리 부작용이 적으므로 많은 환자가 이용하는 추세이다.

암이 발생하는 부위나 진행단계에 따라 병원에서 실시하는 치료법에는 많은 차이가 나타난다. 그 치료방법을 잘 듣고 이해하는 것은 암 치료에 중요하다. 되도록 부작용을 최소화하고 빨리 회복할 수 있는 최선의 방법을 선택하는 것은 의사뿐 아니라 환자나 가족 모두 진지하게 생각해야 할 문제이다.

이 장에서는 부위별, 단계별로 병원에서 실시되는 치료방법에 관해 간단하게 설명하려고 한다. 모든 경우에 키쿠 키토산의 효능이 확인되었으며 데이터의 수치나 실례는 우리가 수집한 데이터나 연구 보고에 기초했다.

1.위암

일본이 안고 있는 세계 제일의 불명예 중 하나가 바로 위암 발생률이다. 위암의 원인은 염분의 지나친 섭취에 따른 위궤양과 헬리코박터 파일로리(Helicobacter pylori)균의 감염이라 한다. 위 투시의 기술적 개선과 내시경의 진보로 조기진단 방법이 확립되어 진행정도에 따른 수술 방법도 표준화되고 있다. 외과 요법을 중심으로 하며 근치수술의 5년 생존율(암이란 진단을 받고 5년 후까지 생존해 있는 환자의 비율을 말함)이 50%를 넘는 등 상당한 성적을 올리고 있다.

위암의 대부분은 선암(船癌)이므로 방사선 요법을 사용하는 예는 극히 드물다.

함암제 역시 그다지 효과를 보지 못하고 있으며 여러 가지 정제를 함께 사용했을 때에만 겨우 유효한 예를 나타내는 정도이다. 그러나 경구 항암제인 TS1은 완치는 기대할 수 없지만, 치료에서 효과가 있다는

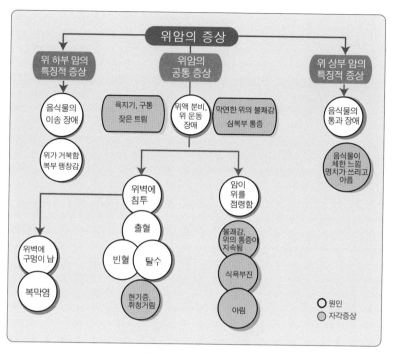

위암의 자각 및 증상

보고가 있다. 최근에는 원래 절제가 불가능했던 위암환자에게 수술 전 항암제를 투여하자 절제가 가능해졌다는 시례도 다수 보고되었다. 조금씩이지만 진보가 보이고 있는 것이다.

조기 위암에 한해서지만, 5년 생존율이 90%를 넘고 있으며 수술도 안전하고 수술 후의 면역력 저하도 무시할 수 있을 정도이다. 따라서 위암은 조기에 발견해 신속하게 수술만 하면 완치율이 매우 높은 암으로, 초기 위암은 수술요법을 우선으로 한다.

한편 수술 후 재발방지를 위해 복용하는 경구투여 항암제는 효과를 크게 기대할 수 없으며 부작용을 생각한다면 더욱 신중해야 한다. 이때 재발과 전이를 막기 위해 키쿠 키토산을 추천한다. 수술 전에 키쿠 키토산을 복용한 결과 암이 축소되어 원래 절제가 불가능했던 위암을 절제할 수 있었다는 많은 사례가 보고되었다. 그 보고에 따르면 키쿠 키토산을 1일 3~5회, 1회 10알을 경구 복용한 결과, 재발과 전이가 거의 보이지 않았을 뿐 아니라 빠른 회복 경과와 5년 생존율이 95% 이상, 100%에 가까웠다. 한편, 수술 후의 재발과 전이 방지를 위해서는 생활 개선 역시 중요하므로 이제까지 건강을 경시하던 생활을 개선하도록 하자.

2. 간암

간암은 치료하기가 상당히 어려운 암이다. 조기발견이 어려운데다 자각할 수 있을 때쯤이면 이미 꽤 진행된 상태이기 때문이다. 간암의 원인으로는 주로 C형 간염, B형 간염, 장기간에 걸친 알코올 섭취를 들 수 있다.

간에 암이 생기면 간 기능이 떨어지는 동시에 여러 장애가 나타난다. 더구나 암이 진행되면 복수나 황달 증상이 나타나기도 하는데 간 기능이 저하된 정도에 따라 치료방법이 달라진다.

초기 간암으로 간 기능 저하가 적고 복수나 황달 등의 증상이 나타나지 않는다면 조기 수술을 권한다.

오늘날, 종양 마커(腫瘍 marker, 종양 세포에 의해 특이하게 생성된 물질로 암의 진단이나 병세 경과 관찰에 지표가 됨)검사법과 초음파 또는 CT 등의 화상진단이 보급된 덕분에 간암을 조기에 발견할 수 있게 되었다. 주요 치료방법은 수술이다. 보조 치료로는 알코올 주입술과 젤라틴을 이용한 간동맥 호학색전술 등이다. 또한 최근 일본에서 이용되고 있는 입자선(corpuscular beam) 치료법은 간암치료에 높은 효과를 발휘한다.

그러나 간암은 80%가 간병변증(간경화)이나 만성간염 등 장애가 있는 간에 발생하므로 이러한 간 장애가 있는 환자를 주의하여 추적하면 조기에 발견할 수 있다는 이점이 있다. 그러나 막상 수술을 고려할 경우, 이 간 장애 때문에 수술을 미뤄야 하는 환자가 결코 적지 않다.

그러므로 간암의 경우, 암의 진행도와 함께 간 기능의 상태에 따라 수술이 가능한지 여부가 결정된다. 결국 암 세포가 작아도 간기능 장애가 심하거나 복수와 황달 증상이 나타났을 때는 수술이 불가능하지만 반대로 암이 꽤 커도 간 기능이 양호하게 유지된 상태라면 수술 대상이 되는 것이다.

간암이 진행된 경우에는 일반적인 방사선 치료나 약물요법을 기대할 수 없다. 초기 암에는 순수 에탄올을 종양 내에 직접 주입해 암세포의 탈수와 응고를 유발시켜 암세포를 말라죽게 함으로써 병소를 축소시키는 방법, 혹은 혈관 케테터(catheter, 고무나 금속으로 만든 가는 관)를 이용해 젤라틴 등의 색전 물질을 주입해 목적혈관을 폐색시켜 암의 영양공급을 막아 암세포를 굶겨 죽이는 치료법에는 유효한 사례가 증가하고

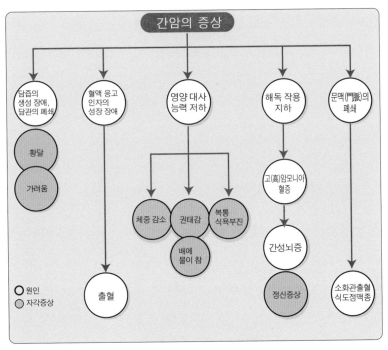

간암의 증상

담즙의 생성 장애, 담관의 폐쇄
황달
가려움

혈액 응고 인자의 성장 장애
출혈

영양 대사 능력 저하
체중 감소
권태감
복통 식욕부진
배에 물이 참

해독 작용 지하
고(高)암모니아 혈증
간성뇌증
정신증상

문맥(門脈)의 폐쇄
소화관출혈 식도정맥종

● 원인
● 자각증상

간암의 자각 및 증상

있다. 진행 정도에 따라 이들 특수한 치료방법을 권하고 있다.

　한편 키쿠 키토산을 복용한 경우에는 간 기능이 개선되고 면역력이 증강되기 때문에 간암 치료에 상당한 효과를 보이고 있다. 일반적으로 20~50알이 적당하다. 우리가 실시한 연구 보고에 따르면 키쿠 키토산을 복용하여 조기에 간 기능을 개선한 환자의 경우, 수술성적이 양호하고 5년 생존율은 90%이상에 이르고 있다. B형 간염과 C형 간염을 앓고 있는 환자라면 암에 걸리지 않도록 서둘러 키쿠 키토산을 복용하는 것이 바람직하다.

일반적인 방사선 치료와 약물요법은 그다지 권유할 만한 방법이 아니다.

3. 대장암

대장은 맹장, 상행결장, 횡행결장, 하행결장, S자상결장, 직장으로 구성되어 있는데 발생부위에 따라 대장암은 결장암과 직장암으로 나뉜다. 보통 대장암은 예후가 나쁜 암에 속하지 않는다.

그러나 대장 검사는 위 검사보다 복잡하고 건강검진에서도 그 단서를 발견하기가 쉽지 않아 암 발병 초기에 발견하기가 쉽지 않다. 특히 직장암의 경우는 치질이라고 믿거나 항문 진찰을 꺼려하는 경향이 있어 조기발견의 기회를 놓치는 경우도 많다. 이런 사람에게는 DAF(Decay Acceleration Factor, 인간보체조절단백질) 검사법을 추천한다.

또한 직장암은 절제 후에 인공항문을 만드는 경우도 많은데 이 인공항문이 싫어 수술을 거부하는 사람이 많다.

그러나 대장암이라고 모두 인공항문을 만들어야 하는 것은 아니다. 설사 인공항문을 만든다고 일상생활에 반드시 지장을 초래하는 것은 아니라는 점을 이해해야 한다.

방사선 치료는 국소 재발방지에 온열요법과 함께 병용되기도 하지만 적용할 수 있는 범위가 제한적이다.

항암제도 다른 고형 암과 마찬가지로 크게 기대할 수는 없지만 시도해보는 것도 나쁘지 않을 것이다.

대장암은 간 전이가 쉽게 발생하므로 반드시 간 검사를 받도록 한다. 만일 간에 전이가 발생한 초기에는 알코올 주입술이나 간동맥색전술(TAE, Transarterial Embloization)을 권한다. 이러한 치료법이 간 전이 암에 효과적이었던 사례가 적지 않다.

한편, 대장암이 발생하는 구조가 해명되었다. 대장암을 유발하는 가장 큰 위험인자는 대장의 내벽에 생기는 폴립(polyp, 용종)으로 이를 방치하면 대장암으로 변할 가능성이 매우 높다. 그 밖에 식물 섬유가 적은 고지방(동물성지방) 식생활과 운동량이 부족한 생활을 하는 사람 그 중에서도 40대 이상에서 대장암의 발병률이 높다.

키쿠 키토산을 복용하면 대장암의 예방과 치료에 큰 효과를 볼 수 있다. 예방을 위해서는 10~15알, 대장 폴립이 쉽게 생기는 사람은 30알, 대장암 치료에는 40~50알이 적당하다. 변을 잘 보려면 수분을 많이 섭취하는 것이 중요하다. 장폐색 등의 증상이 있는 경우는 입원치료를 권한다.

키쿠 키토산을 이용한 종합적인 치료방법에서 대장암 완치율이 85~95%로 보고되었다. 장기간에 걸쳐 치료를 해야 하므로 끝까지 분발하는 자세를 잃지 않도록 한다.

4. 식도암

고령자에게 많이 나타나며 림프절로 전이가 일어날 확률이 높아 식도암은 90%가 편평상피암(Squamous Cell Carcinoma, 편평세포암)이기 때문에 방사선 치료도 효과적이다. 그러나 방사선 치료만으로는 완치가 되지 않은 경우, 수술을 중심으로 약물요법을 병행할 때도 많다.

림프절(lymph node, 면역 기관 중 하나로 림프계를 구성하고 있으며 생체 내의 여러 이물질을 처리하는 역할을 함)로 전이된 경우, 수술을 대신할 치료법은 아직 발견되지 않았다. 수술 전과 수술 후의 보조요법으로 방사선과 항암제를 이용한다. 항암제는 블레오마이신(bleomycin)과 시스플라틴(cisplatin)이 비교적 효과적이지만 높은 효과를 나타내지는 못하고 있다. 또 수술 후의 보조요법으로서도 아직 확립되어 있지 않은 것이 현실이다.

결국 치료의 중심은 수술일 수밖에 없지만 현재는 기술적인 진보나 수술 후 관리가 향상되어 과거처럼 대수술이라는 느낌은 주지않는다. 그러나 고령자에게서 많이 발생한다는 점과 림프절로 전이되는 비율이 높은 점 등으로 종합적인 치료전략이 필요하다.

예컨대 키쿠 키토산이나 프로폴리스(propolis) 등의 건강식품과 병용했을 때 상당히 좋은 결과를 얻었다는 사례가 다수 보고되었다. 식도암 환자라면 키쿠 키토산을 물에 녹여 마시는 편이 좋다. 침전이 생기므로 소량을 여러 차례 나누어 마시는 것이 바람직하며 프로플리스도 주스나 물에 희석하여 함께 복용하자.

한편 수술할 때 되도록 넓은 범위의 림프절을 곽청(廓淸, 림프절을 지방 조직 등과 함께 함께 한꺼번에 제거하는 수술)하는 방법도 있다. 이 방법으로 5년 생존율을 높일 수 있다고 하지만 많은 문제점을 안고 있으며 확대 곽청 수술이 기존의 수술보다 뛰어나다는 평가는 아직 내려지지 않은

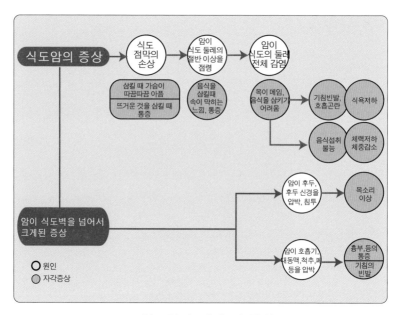

식도암의 자각 및 증상

것이 사실이다.

　방사선과 항암제의 부작용을 줄이기 위해서는 키쿠 키토산을 하루 30~50알 복용해야 하며 담배나 음주 등의 자극적 음식은 피하는 게 좋다.

　식도암을 치료할 때는 병의 상태를 잘 파악한 후에 종합적인 치료방법을 실시하는 것이 무엇보다 중요하므로 깊이 숙고한 후에 주치의와 상담하여 다양한 방법을 이용하여 병과 맞서자. 그렇게 하면 식도암은 우리가 생각하는 만큼 치료가 어렵지 않다.

5. 유방암

조기발견과 조기치료가 가능하다는 점에서 예후가 가장 양호한 암 중의 하나이다. 주요 치료방법은 아무래도 수술이지만 꺼려혀는 여성 환자의 경우 다른 치료법을 이용해 일정한 성과를 올릴 수 있다.

수술은 가슴의 근육까지 함께 절제하는 이른바 정형적인 유방절제 술이 좋은 성적을 거두고 있지만 최근에는 최대한으로 가슴의 근육을 보존하는 축소 수술의 경향을 보인다. 몸 표면에서 이루어지는 수술이 므로 수술 후의 합병증 걱정도 거의 없고 어려운 수술이 아니므로 병원

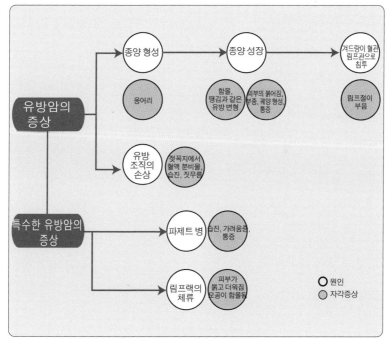

유방암의 자각 및 증상

에서 어렵지 않게 권유한다.

수술에 대한 두려움과 더불어 미용이나 정신적 이유가 추가되어 수술을 꺼리는 사람도 적지 않다.

수술을 하지 않고 방사선과 약물요법만을 이용하는 항암치료나 내분비요법도 그 유효성이 인정되고 있으며 키쿠 키토산을 복용하여 좋은 결과를 얻은 사례도 다수 보고되었다. 나아가 이들 방법을 종합적으로 적용한 유방암의 종합적 치료 방법은 그 완치율이 95%이상에 이른다. 한편, 유방암은 재발률이 높기 때문에 키쿠 키토산을 장기 복용하는 것이 매우 중요하다.

또한 유방암은 유전적인 요인이 작용하기 때문에 어머니나 할머니, 자매 중에 유방암 병력이 있는 사람은 유방암에 걸릴 확률이 높다. 암의 예방을 위해 키쿠 키토산을 하루 10알정도 복용하는 것이 좋다. 최근에는 재발과 예방을 위해 타목시펜(Tamoxifen)과 랄록시펜(raloxifene)을 복용하는 사람이 늘고 있다.

6. 폐암

폐암은 암 사망률의 1위를 차지하는 병으로 날마다 폐암으로 140명이 넘게 사망한다. 암 종류에 따라 악성도가 다르고 그에 따라 약물요법이나 방사선 치료에 대한 감수성도 다르다.

악성도가 매우 높은 소세포암(small cell carcinoma)은 급속도로 진행되기 때문에 한두 번의 검진으로는 조기에 발견되기가 쉽지 않다. 게다가 수술을 해도 곧바로 재발하므로 폐암 진단을 받았다고 바로 수술하는 것이 아니라 약물요법을 실시한 다음에 수술하는 것이 시대적 추세이다.

수술 후에 보다 강력한 약물요법이나 방사선 치료를 실시하는 경우도 많으며 악성도가 높을 수록 약물요법이나 방사선 치료에 잘 반응한다. 반면 선암이나 편평상피암 등 비소세포암(non small cell carcinoma)이라 부르는 암은 악성도가 낮은 만큼 약물요법이나 방사선 치료 효과

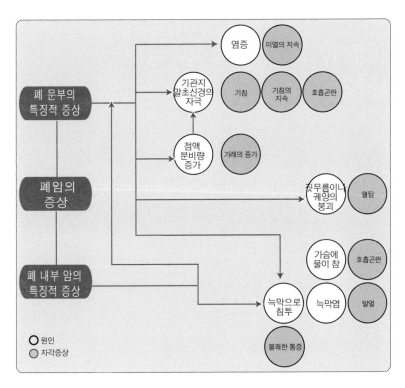

폐암의 자각 및 증상

를 기대하기가 어렵다. 때문에 수술을 중심으로 하고 시스플라틴 (cisplatin)을 투여하거나 잔존하는 암에 대해 방사선 치료를 하는 것이 일반적인 치료법이다.

폐암에는 키쿠 키토산이 효과적이며 간혹 열이 나기도 하지만 38도 이하일 때는 걱정하지 않아도 된다. 일반적으로 하루 50알 이하가 적당한 양이다.

폐암은 확실히 치료하기 어려운 병이지만 포기하지 말고 다양한 방법을 써서 병과 싸워 나가자. 키쿠 키토산을 이용하는 치료법의 완치율은 70~90%까지 기대할 수 있다. 말기 암도 포기하지 말고 적극적으로 치료를 받도록 한다.

폐암 환자는 특히 감기에 걸리지 않도록 하고 절대로 폐렴 합병증을 일으키지 않도록 주의하며 치료를 계속하는 것이 중요하다.

7. 난소암

난소는 비교적 골반 깊은 곳에 위치하기 때문에 암이 발생하더라도 조기에 발견하기가 어려우며 난소암 특유의 자각증상도 없어 암이 발견 되었을 때에는 이미 복강 내로 전이가 별견되는 등 상당히 진행된 경우가 많다. 때문에 수술만으로는 근치를 기대하기 어렵지만 항암제 시스플라틴이 개발되면서 상당히 좋은 결과를 얻고 있다.

결국 수술로 암을 완전히 제거하지는 못해도 되도록 많이 절제하여 잔존 부위를 적게 한 뒤 수술 후 시스플라틴을 투여하거나 구술 전에 시스플라틴을 먼저 투여해 종양을 축소시킨 후에 수술하여 근치를 기대하는 방법 등, 수술과 항암약물요법을 병행해 암치료에 대한 실적을 향상시켜 왔다.

이 같은 난소암의 진단과 치료 특성으로부터 진단이나 치료 효과를 판정하기 위한 목적으로 시험적으로 개복(開腹)하는 사례가 많은데 이 시험개복이 난소암의 치료방식 중에 중요한 역할을 담당하고 있다는 점이 다른 장기에 발생하는 암과 다른 부분임을 이해하자. 때로는 방사선 치료도 효과를 거두지만 시스플라틴이 등장한 이후에는 이전만큼 널리 사용되지 않는다. 다른 고형 암에 비해 항암제가 효과적이기 때문에 생존율이 개선되고 있는 것이다.

키쿠 키토산은 장기적 예후로 볼 때 수술 전에 복용하는 것도 많은 도움이 된다. 하루 복용량은 20~30알이 좋으며 식생활과 생활습관을 개선하면 예후에 도움이 된다.

8. 췌장암

목숨을 앗아가는 악성 종양 중에서 췌장암이 해마다 증가하는 경향을 보이고 있다.

췌장은 해부학적으로 볼 때 십이지장, 총담관(간에서 나오는 총간관과 쓸개에서 나오는 쓸개관이 합해져 생긴 쓸개즙의 이동 통로), 문맥(門脈, 복부의 소화기와 지라에서 나오는 정맥혈을 모아 간으로 운반

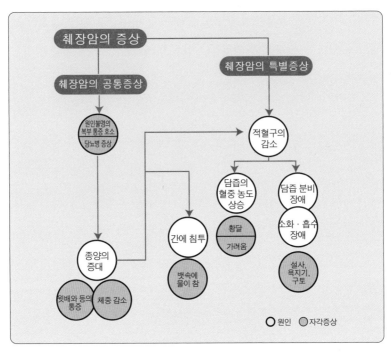

췌장암의 자각 및 증상

하는 정맥), 상(上) 장판막 동정맥 등의 중요기관에 인접하고 있기 때문에 주로 수술로 치료를 하는 실정이나, 많은 수고를 들여야 하는 반면 뚜렷한 치료 진척을 볼 수 없는 병이다.

항암제 효과도 거의 기대할 수 없는데다, 외부에서 조사(照射)하는 방사선 치료도 유효하지 않다. 다만 수술 중에 실시하는 술중조사(術中照射)는 직접 췌장암에 조사할 수 있으므로 거의 유효하다고 할 수 없다.

종양 마커나 초음파, CT 등의 화상진단이 진보한 현재에도 조기발견이 가장 늦어지는 영역이므로 발견되었을 때는 진행이 이미 심각한 상태이기 때문에 절제가 불가능한 경우가 많다. 다행히 절제를 한다고 해도 상당히 큰 수술이 되기 때문에 면역기능이나 소화기능의 저하는 피할 수 없으며 수술 후의 보조요법도 충분히 수행할 수 없는 경우가 많다.

결국 효과적으로 적용할 수 있는 치료법의 수가 적다는 것인데 이것은 뒤집어서 말하면 얼마 안 되는 치료법의 전적인 활용과 키쿠 키토산의 복용이 다른 장기의 경우보다도 한층 중요해진다는 것을 의미한다. 키쿠 키토산의 복용량은 하루 50알 정도가 적당하다.

9. 신장암

신장암은 증상을 쉽게 자각할 수 없는 병이다. 게다가 모든 환자에게서 혈뇨가 나타나지도 않으며 신장암 특유의 종양 마커도 없기 때문에 조기에 발견하기가 어렵다. 그러나 초음파나 CT 등의 화상진단이 진보하여 건강검진에서 우연히 발견되는 경우도 많아 이전보다 조기 발견이 가능성이 증가하고 있다.

치료의 중심은 역시 수술로, 광범위 림프절 곽청도 포함된 확대 수술이 일반화되어 치료 성과도 향상되었지만 뼈 등의 원격 전이가 늘어나기 쉬워 전체적으로 예후가 좋은 편은 아니다.

방사선 치료는 수술의 보조요법으로 실시할 경우 큰 효과를 거두기 힘들지만 뼈 전이 등의 동통 제거에는 효과적이다. 한편 화학요법에서도 유효한 치료방법은 거의 찾기가 힘들다.

인터페론은 신장암 중 일부에는 유효한 경우도 있지만 효과적인 방법이라고는 말하기 어렵다. 수술을 제외하고는 유효한 치료법이 없는 것이 현실이지만 그 속에서도 키쿠 키토산은 꽤 희망적이라 할 수 있다. 키쿠 키토산이 신장의 대체기능을 담당하여 신장 기능 개선으로 이어진다. 신장병과 암 예방, 치료에 효과가 높은 방법이라 할 것이다.

키쿠 키토산의 복용은 하루 50알이 적당하다. 신장병을 치료하는 데는 30알이면 충분하다.

10. 전립선암

고령 남성에게 자주 발생하는 암이다. 뼈에 쉽게 전이되며 암이 전립선 안에 머물러 있는 경우에는 수술을 하고 이미 주위로 퍼진 경우는 방사선 치료나 내분비요법을 실시한다. 전립선암 중에 호르몬 의존성이 높은 것은 이 내분비요법이 탁월한 효과를 나타내지만 그 외의 약물요법은 기대할 수 없다.

암 성장을 억제하고 전이를 방지하며 통증을 경감시키는 데에는 키쿠 키토산과 콘드로이틴(chondroitin), 글루코사민을 꼭 복용하도록 한다. 육류 등을 삼가는 것도 치료와 재발방지에 매우 중요하다.

호르몬 의존성이 높은 경우는 내분비 조절약을 오래 복용해야 하므로 임의대로 중단해서는 안 된다. 처음에는 키쿠 키토산을 하루 30~40알, 3개월 후는 하루 20알로 충분하다.

11. 자궁경부암

치료의 기본은 수술과 방사선 치료이다.진행도가 낮으면 수술을, 진행도가 높은 경우 방사선 치료를 원칙으로 한다. 약물요법은 어디까지나 보조 수단이다. 키쿠 키토산을 병용하면 완치율이 90%를 넘는다.

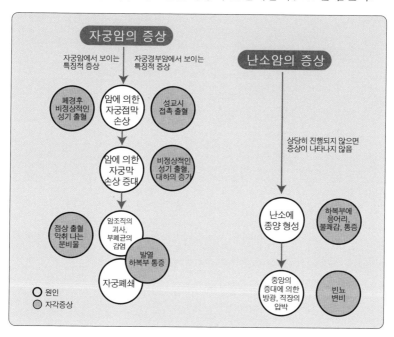

자궁암의 증상

자궁암에서 보이는 특징적 증상

자궁경부암에서 보이는 특징적 증상

난소암의 증상

폐경후 비정상적인 성기 출혈

암에 의한 자궁점막 손상

성교시 접촉 출혈

암에 의한 자궁막 손상 증대

비정상적인 성기 출혈, 대하의 증가

상당히 진행되지 않으면 증상이 나타나지 않음

점상 출혈 악취 나는 분비물

암조직의 괴사, 부폐균의 감염

발열 하복부 통증

난소에 종양 형성

하복부에 응어리, 불쾌감, 통증

자궁폐쇄

중앙의 증대에 의한 방광, 직장의 압박

빈뇨 변비

○ 원인
○ 자각증상

자궁암의 자각 및 증상

12. 방광암

치료의 중심은 수술이다. 진행도가 초기이면 방광기능을 그대로 보존하는 수술 방식을, 진행도가 상당히 진행된 경우에는 방광을 완전히 적출한다. 약물요법의 효과는 기대하기 어렵다. 암의 진행도가 낮은 단계에서 키쿠 키토산을 병용하여 발병 부위를 충분히 절제해낼 수만 있다면 그 예후는 극히 양호한 것으로 보고된다. 하지만 그 외에는 한층 더 종합적인 조치를 취해야 한다. 키쿠 키토산은 하루 30~50알을 복용하는 것이 적당하다.

13. 골육증

10대 남성에게 많이 발병하는데, 특별한 원인 없이 무릎 주변의 통증을 호소하고 그 통증이 점차 강해진다면 이 질병을 의심해야 한다.

치료 성과가 눈에 띄게 향상되어 왔지만 여전히 효과를 거두기 어려운 부류에 속한다. 최근에는 진단이 확인되는 대로 되도록 빨리 수술 전 약물요법을 실시하고 그 후에 수술을 행한다.

그리고 수술방법도 환부인 다리를 절제하지 않고 가능한 한 온전하게 보존하려는 경향이 있다. 약물요법은 엄밀하게 계획을 세우고 그것에 따라 정확히 실시한다. 키쿠 키토산과 상어의 연골을 이용해 성공을 거둔 예가 보고되고 있다.

14. 피부암

주로 유극세포암(prickle cell carcinoma, 편평상피암)과 기저세포암(basal cell carcinoma, 표피의 최하층인 기저층이나 모포 등을 구성하는 세포가 악성화 된 것)이 이에 해당하는데 모두 진행이 완만하며 전이도 적고 약물요법이나 방사선 치료 효과도 높아 예후가 양호하다. 키쿠 키토산으로 완치된 예도 많으며 피부 보호에도 키쿠 키토산이 자주 사용되고 있다.

15. 악성 흑색종

최근 치료 성과가 향상되었으나 역시 예후가 불량한 부류에 속한다. 가장 좋은 방법은 역시 조기에 발견하는 것이다. 성인이 되어 발생하는데 급속하게 커지는 검은 점에는 주의를 해야 한다. 일본에서는 특히 발바닥, 손바닥, 손톱 밑에서 많이 발견되며 치료를 할 때는 특별한 배려가 요구된다.

한편, 첫 번째 수술이 불완전한 경우에는 예후가 상당히 나쁘므로 첫 수술을 안이하게 실시하지 말고 되도록 최선을 다해 행해야 한다. 치료는 수술이 중심이 되지만 키쿠 키토산 등의 면역요법으로도 효과를 볼 수 있다. 약물요법으로는 다른 피부암 정도의 효과를 얻지 못하므로 권하지 않는다.

16. 소아암

소아암은 결코 드문 질병이 아니므로 소아라고 해서 가볍게 여기는 것은 금물이다. '설마' 하는 생각으로 인해 진단이 지연될 수 있기 때문이다. 성인암과 비교했을 때 소아암은 그 발병 부위가 다른 특징을 보인다.

성인처럼 위나 대장 등 소화기에 발생하는 경우는 많지 않고 뇌나 신경계, 간, 신장과 같은 부위에 많이 발병하며 약물요법 등의 약제가 잘 듣는다. 부작용의 억제, 조기회복, 재발방지를 위해 키쿠 키토산이 애용되고 있다. 완치율의 보고도 90%이상에 이른다. 10세 이하의 아이는 하루 10알 이하, 10세 이상이면 하루 30알 까지가 좋다.

17. 뇌종양

암 치료의 대상이 되는 뇌종양은 주로 신경교종(神經膠腫, 신경세포의 일종인 글리아(glia) 세포로부터 발생하는 종양)이다. 신경종에는 비교적 진행이 늦은 분화형과 진행이 빠른 미분화형이 있으며 각각은 다시 몇 개의 종류로 나눌 수 있다. 그 종류에 따라 진행 추이나 방사선 치료에 대한 감수성이 다르므로 치료방침이나 예후에 차이가 난다. 일반적으로 말해 악성 뇌종양의 치료는 3기로 나눌 수 있다.

- 도입 치료…신경종양은 뇌실질(Brain Parenchyma) 속에서 침윤성을 가지고 증식하기 때문에 이것을 전부 절제하는 것은 불가능하며 뇌의 특질상 다른 장기처럼 정상적인 부분까지 광범위에 걸쳐 제거할 수도 없다. 그래서 되도록 많이 절제하는 방법과 두개 내압을 감소시키는 것이 주된 목적이다. 수술 후의 방사선 치료와 화학요법을 병용하면 효과를 높일 수 있으므로 분화형인 경우라도 50% 이상의 효과를 나타내고 있다.
- 유지 요법…일정한 계획 하에 화학요법을 반복해 도입 치료의 효

과를 유지하는 방법으로서, 여러 가지 정제의 병용이나 동주요법

(動注療法, 몸 표면에서 가장 가까운 동맥에 가느다란 튜브를 집어 넣어, 암 근처까

지 근접시킨 후 이 튜브를 통해 항암제를 투여하는 방법) 등이 시도되고 있다.

• 근치가 기대되는 치료…면역요법이 주가 된다. 최근에는 인터페
  론에 TNF(tumor necrosis factor, 종양괴사인자)나 인터류킨(interleukin) 등이
  추가되었다. 키쿠 키토산을 병용하여 상당히 좋은 성적을 얻고 있
  다. 예후는 종양의 종류에 따라 다르지만 도입치료의 성과에 따라

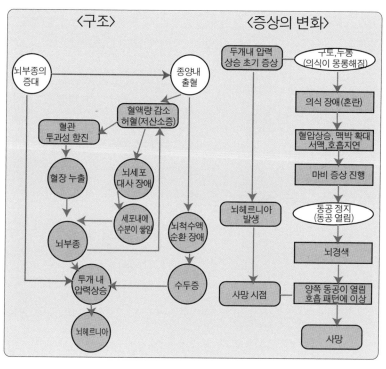

뇌종양의 자각 및 증상

크게 좌우된다. 다시 말해 수술로 어느 정도 절제할 수 있는가에 따라 달라진다. 예컨대 분화형 신경교종의 경우 수술 시에 100% 절제할 수 있어도 5년 생존율은 80%인데 50% 절제한 경우에는 40%대이다.

18. 갑상선암

85%를 차지하는 분화형 암의 치료성적은 매우 양호하다. 나머지 15%를 차지하는 미분화 암의 치료 성적은 그다지 좋지 않다.

분화형 암의 치료는 수술이 중심이 되는데 호르몬제나 키쿠 키토산을 병용하면 90%이상의 완치율을 보이며 매우 좋은 성적을 올리고 있다.

19. 백혈병

최근 몇 년 동안에 소아 백혈병의 치료 성적은 눈에 띄게 향상되었다. 소아 백혈병의 특징은 급성이 90~95%를 차지하는데 그 중에서도 3~5세의 유아기에 많이 발생하는 급성 림프구성 백혈병은 그 예후도 양호하고 키쿠 키토산과 병용하면 70% 이상의 완전 치유를 기대할 수 있다.

성인 백혈병은 소아에 비해 일반적으로 예후가 양호하다. 급성 백혈병 중에는 약물요법에 대한 감수성이 높은 경과를 보이는 것이 있지만 그 예후는 결코 좋지 않다. 골수이식의 도입에 많은 기대가 걸려있는

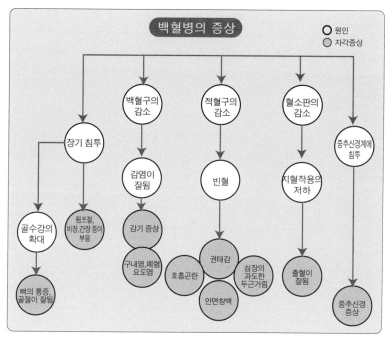

백혈병의 자각 및 증상

것이 현실이다. 키구 키노산의 상기 무늬로 부작용도 없이 진행을 늦추
는 관해(寬解, 병상이 경감, 혹은 거의 소실되어 임상적으로 조절된 상태)하는 등의
효과가 보고되고 있다.

20. 악성림프종

소아 백혈병과 동일하게 약물 치료가 효과적이므로 약물요법을 크
게 신뢰할 수 있는 분야다. 방사선 요법을 보조수단으로 실시한다. 치
료 과정에서 항암제의 효과를 지속시키거나 그 부작용을 억제하는 데

키쿠 키토산은 매우 큰 효과를 보인다.

21. 두경부 종양

두경부 종양(頭頸部腫瘍, head and neck tumor)은 소리내기, 씹기, 삼키기 나아가 미용적인 면 등 삶의 질과 깊이 관련되어 있기 때문에 치료가 복잡하다.

- 상악(上顎)암…방서선요법과 약물요법 그리고 수술에 의한 복합요법을 실시하는데 그 내용이나 시기적 순서 등은 시설에 따라 다르다.

- 설(舌)암…림프절에 전이가 없는 경우에는 원칙적으로 라듐침(radium針)에 의한 조직 내 조사(照射)를 실시한다. 화학요법의 효과는 크게 기대할 수 없다. 절제할 경우는 재건 시술을 동시에 실시하여 기능을 완전히 보존하는 것을 목표로 한다.

- 구강저(口腔底, 혀 아래)암…혀와의 경계부에 궤양이 생기고 아래턱뼈에 전이되기 쉽기 때문에 방사선치료보다 수술을 하는 경우가 많다.

- 후두(喉頭)암…발성에 영향을 미치기 때문에 비교적 조기 발견이 가능하여 초기 암인 경우가 많다. 방사선 치료가 유효하며 재발한 경우에는 후두를 완전히 적출하는 데 좋은 성적을 올리고 있다.

- 하인두(下咽頭)암…후두암과 반대로 진행되는 경우가 많아 종합적인 치료방법이 필요하다.

이상의 암에도 키쿠 키토산을 하루에 30알을 복용하면 상당히 좋은 효과를 기대할 수 있다.

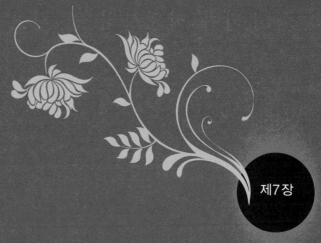

제7장

키쿠 키토산으로 각종
암을 고친 클리닉 이야기

1. 키쿠 키토산의 암 치료 이야기

알다시피 암은 발생 부위(기관)에서 다른 부위로 전이되는 경우가 많다.

키쿠 키토산은 암 증식 억제, 전이 방지, 통증 감소 등의 여러 가지 효능이 있다. 이 장에서는 키쿠 키토산이 실제로 암 치료에 어떻게 효과적으로 작용하는지를 암 발생 부위(기관)별로 소개한다.

입원과 수술 후의 구체적인 경과 보고를 입수한 것은 그 내용을 순서대로 기록하고, 추후 답지한 편지 등에 의해 보고된 것은 독자들이 이해하기 쉽도록 체험 리포트 형식으로 정리했다. 알다시피 암은 발생 부위(기관)에서 다른 부위로 전이되는 경우가 많다. 여기서 소개하는 사례도 발생 부위를 수술한 뒤 다른 부위로 전이된 경우, 진단 받은 시점에 이미 여러 부위로 전이된 경우 등이다. 따라서 암을 부위별로 구분하는 것은 어려운 문제지만, 전이된 경우는 각각의 부위를 명기했다. 임상 보고 사례와 체험 리포트를 통해 키쿠 키토산을 더욱 깊이 이해할 수 있기 바란다.

2. 간장암

키쿠 키토산을 1회 5알씩 세 끼 전후 6회와
오전 10시 · 오후 3시 · 취침 전 각각 5알씩
하루 총 9회 45알씩 복용하기 시작.

1) 암이 전이된 간장 기능이 회복되다(위에서 간으로 전이)

도쿄 도 / 35세 / 남성

[경위]

• 2015년 2월 : 위 적출 수술을 받음. 시술은 성공적. 항암제 사용.

• 2015년 12월 : 암이 간장으로 전이. 담도가 압박되어 담즙이 나오
지 않음. 3개월 시한부 신고를 받음. 항암제는 사용하지 않음. 간
기능 회복 치료를 받음. 지인의 소개로 키쿠 키토산을 구입하여
수명 연장에 대한 기대를 가짐. 그러나 이 시점에는 아직 복용하
지 않았음.

• 2016년 2월 : 장이 약해져 음식물을 소량밖에 받아들이지 못함.
간 기능 악화. 키쿠 키토산을 1회 5알씩 세 끼 전후 6회와 오전 10
시 · 오후 3시 · 취침 전 각각 5알씩 하루 총 9회 45알씩 복용하기
시작.

- 2016년 4월 : 체력이 회복되고 담즙도 정상적으로 나오게 됨. 의사로부터 항암제 사용을 권유받았으나 거절. 간장 치료에 민간요법(키쿠 키토산)을 실시하고 있음을 의사에게 알리고 승낙 받음. 간 기능이 정상화된 것으로 판명. 키쿠 키토산 복용량을 1회 10알로 늘림. 식후 3회 · 오전 10시 · 오후 3시 · 취침 전 1회씩 총 6회 하루 총 60알 복용.

- 2016년 5월 : MRI 검사를 통해 간암이 축소되었음을 확인. 다른 이상 없음.

- 2016년 8월 : 간암이 또 축소됨. MRI 검사를 통해 미세한 종양 몇 개로 줄어든 것으로 판명. 간 기능 정상. 다른 이상 없음. 2월에 비해 체중이 5.5kg 증가. 식욕이 왕성해져 채소 중심의 고단백 저지방 식사를 함.

키쿠 키토산 계속 복용. 의사로부터 암이 치유될 가능성이 크다는 진단을 받음.

2) 항암제 투여도, 수술도 없이 암이 사라지다

다카기 유키에(高木幸江) 씨(시즈오카 현 / 62세 / 남성)

다카기 씨는 약 20년 전에 C형 간염으로 입원했던 경험을 제외하곤 그 후에는 특별히 큰 병 없이 평범하게 적당히 술을 마시고 담배를 피우며 지내 왔다. 쉽게 피곤해진다고 느낀 적은 있지만 특별한 증상이 나타나지는 않았다. 그러던 작년에, 정년 퇴임한 직후인 5월에 갑작스러운 복통이 찾아왔다. 등과 가슴에도 묵직한 통증이 느껴졌다. 바로 병원에 가서 진찰을 받고, 혈액 검사, 초음파, CT 검사를 받은 결과 '간염으로 간장에 부종이 생겼고 복수가 차 있다' 는 진단을 받았다. 바로 입원하여 치료를 시작했다.

그 후에도 여러 가지 검사를 받고 복수를 뺐다. 그런데 가족들의 표정이 아무래도 이상했다. 다카기 씨는 '혹시 암이 아닐까' 하는 의구심을 품었고, 아니나 다를까 며칠 뒤 주치의로부터 간암 선고를 받았다. 주치의는 "간장 오른쪽에 길이 4cm, 폭 1.5cm의 암이 생겨 전부 부어 있고, 왼쪽으로도 전이되었습니다. 간장암의 종양 마커는 2,000 이상이고, 간 기능도 많이 떨어져 있는 상태입니다. 지금 단계에서 수술은 어렵고, 항암제를 투여해 봐서 종양이 작아지면 수술이 가능할지도 모르겠습니다"라고 했다. 다카기 씨는 수술도 싫었고, 항암제에도 거부감이 있었기 때문에 "통증만 가라앉혀 주면 된다"는 말로 암 치료를 거부한 채 그대로 퇴원해 버렸다.

퇴원한 것을 후회하지는 않았지만 치료는 필요했다. 부작용이 적은 방법으로 암을 치유하기 위해 서점에서 이 책 저 책을 찾다가 선택한 것이 바로 '키쿠 키토산' 이었다. 다카기 씨는 더욱 깊이 있는 지식을 얻기 위해 책을 숙독(熟讀)한 뒤 저자를 찾아가 키쿠 키토산에 대한 설명을 들었다. 그때 들은 설명으로 암과 싸울 용기를 얻었다고 한다. 투병 의지가 높아진 다카기 씨는 곧바로 키쿠 키토산을 복용하기 시작했다.

먼저 60알을 하루 6회로 나누어 주스나 차에 녹여 마셨다. 부작용은
전혀 없었고, 오히려 키쿠 키토산을 복용하면서부터 술이 싫어졌다.
노력파에 책벌레였던 다카기 씨는 암과 암 치유에 관한 책을 열심히 읽
으면서 생활 습관도 바꿨다. 채소와 생선 위주의 식사를 했고, 운동 삼
아 아침저녁으로 개를 데리고 산책했다. 물론 담배도 끊었다. 이렇게 2
개월 정도가 지나자 식욕이 매우 왕성해져 체중이 5kg 증가했다.

7월 24일 검사에서 종양 마커가 이전 검사 값의 절반 이하인 600로
내려갔다. 8월 22일에는 종양 마커가 13.6으로 정상 범위가 되었고, 그
밖에 혈청 총 빌리루빈 0.5, GOT 53, GPT 82로 간 기능도 개선되었다.
힘겨웠던 가슴과 배의 통증 같은 자각 증상도 거의 사라졌다.

|그림1| 키쿠 키토산으로 암이 사라지다

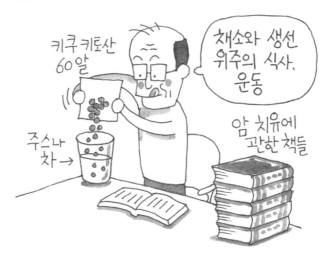

그리고 9월 1일, CT 검사 후 다카기 씨는 간장의 암이 거의 사라졌다는 주치의의 진단을 받았다. 올 해년에는 간 기능 수치가 모두 정상으로 돌아왔다. 현재는 채소와 어패류 섭취에 주의하면서, 취미인 여행도 충분히 즐기며 살고 있다.

다카기 씨는 키쿠 키토산으로 짧은 기간에 뛰어난 효과를 본 것에 대해 "솔직히 말해, 지금도 불가사의한 일이라고 생각합니다. 기적이라고 할 수밖에 없습니다"라고 말한다. 키쿠 키토산이 생명의 은인이라고 생각하고, 가족들에게도 권하여 지금은 가족 모두가 건강 유지를 위해 매일 키쿠 키토산을 복용하고 있다고 한다.

3) 3개월 시한부 선고받은 동생의 건강이 회복되다

시마자키 아키라(島崎晃) 씨(오사카 부 / 51세 / 공무원)

시마자키 씨에게는 한창 일할 나이인 48세의 동생이 있었다. 그러던 그가 2003년 5월, 갑자기 황달로 쓰러졌다. 대학 병원에 가 검사한 결과 간암 진단을 받았고, 7월에 수술을 받았지만 암은 직장으로까지 전이되었다. 두 달 후 재차 수술을 받고 인공 항문을 달았다. 인공 항문이 익숙하지 않은 데다 혈변이 계속되어 식사도 제대로 할 수 없었다. 주치의는 시마자키 씨에게 동생이 3개월밖에 남지 않았다는 말을 전했고, 그 뒤 올케는 식사도 하지 않고 매일 밤을 눈물로 지새웠다.

3개월 시한부라는 말은 친족 모두에게 충격이었다. 정말 치료법이 없는지 아는 의사를 수소문해 상담도 받았다. 그러나 하루하루 시간이

흘러갈수록 주치의가 말한 대로 상태는 더욱 악화될 뿐이었다. 게다가 폐에도 전이되기 시작하여 기침까지 심해졌다.

그러던 어느 날, 시마자키 씨는 고교 동창생으로부터 '키쿠 키토산'을 권유받았다. 지푸라기라도 잡는 심정으로 키쿠 키토산을 물에 녹여 주스에 섞어 동생에게 마시게 했다. 하루 30알씩 2주 정도 복용하자 기침이 멎고 죽을 먹을 수 있게 되었다. 키쿠 키토산의 효능에 감탄한 시마자키 씨는 더욱 열심히 치료에 임했다.

키쿠 키토산을 복용한 지 3개월 만에 동생은 기적적으로 회복되어 퇴원하기에 이르렀다. 식욕이 왕성해진 데다 변통에도 거의 문제가 없어 체중도 늘었다. 종양 마커가 정상에 가까워졌고, 폐에서 암이 보이지 않는다는 주치의의 진단도 받았다. 시마자키 씨의 기쁨은 말로 형용할 수 없었다. 그 뒤 동생은 가끔씩 열이 나는 정도일 뿐 평상시와 똑같은 식사를 할 수 있게 되었다. "1년 이상 지속적으로 키쿠 키토산을 하루 30알씩 복용해서 그런지 동생은 아주 건강해졌고, 직장에도 복귀했어요. 3개월 시한부 선고를 받았던 것이 마치 거짓말 같아요"라고 시마자키 씨는 말한다. 그러면서 편지 끝에 이렇게 덧붙였다. '키쿠 키토산 덕분에 동생은 웃음을 되찾았습니다. 올케도 건강해진 남편과 함께하는 일상을 행복해하고 있어요.'

4) 부작용이 사라지고 간암이 치유되다
야마구치 히데오(山口秀夫) 씨(아이치 현 / 48세 / 자동차 정비사)

야마구치 씨는 15년 전에 교통사고로 중상을 입었을 당시 받은 수혈이 원인이 되어 C형 간염에 걸렸다. 그 후로 건강이 나빠져 일을 쉬고 입원한 적도 종종 있었다. 그런데 2013년부터 평소보다 더 몸이 아프고 가슴 통증이 심해져 일을 전혀 할 수 없는 지경에 이르렀다. 이상하다고 느낀 야마구치 씨는 병원에 입원하여 정밀 검사를 받았고, 간염 이행형 원발성 간암이라는 진단을 받았다. 늘 걱정하던 사태가 일어나고야 만 것이다. 다른 장기에는 이상이 없어서 알코올 주입법과 항암제를 병용하여 치료하기로 했다. 알코올을 주입하고 3종류의 항암제를 복용하기 시작하자마자 가슴에 심한 통증이 느껴지고 구토와 고열이 계속되었다. 식사도 거의 할 수 없었다. 일주일에 체중이 4kg이나 감소하고 걷기도 힘들어지자 야마구치 씨와 가족들의 불안감은 커져만 갔다.

항암제의 부작용을 없애는 방안을 이리저리 찾다가 어떤 잡지에서 특집으로 다룬 '키쿠 키토산'을 알게 된 야마구치 씨는 고통에서 벗어나고 싶다는 일념으로 일단 하루 30~40알씩을 복용하기 시작했다. 신기하게도 복용한 다음 날부터 가슴 통증이 사라지고 열이 내렸다. 이에 고무된 야마구치 씨는 매일 키쿠 키토산을 거르지 않고 꾸준히 복용했다. 그때부터 조금씩이나마 식사를 할 수 있게 되었고, 2주 후에는 일반식을 먹을 수 있게 되었다. 혈색도 돌아왔다.

그 뒤 알코올 주입을 4개월간 계속하고 항암제도 매일 복용했지만, 키쿠 키토산을 병용해서인지 가슴 통증이 거의 느껴지지 않았다. 미열은 있었지만 구토도 하지 않고 백혈구 수치도 내려가지 않는 야마구치 씨를 보고 깜짝 놀란 것은 주치의였다.

6개월 뒤 종양이 상당히 작아졌다는 검사 결과가 나왔다. 이때부터 야마구치 씨는 항암제 투여를 중단하고 키쿠 키토산만 계속해서 복용했다. 2014년 3월 검사에서 마침내 암이 완치되었다는 결과를 받았다. 간 기능 수치도 지극히 안정적이었다.

"키쿠 키토산에 감사의 박수를 보내고 싶은 심정이었습니다."

현재 야마구치 씨는 직장에 복귀하여 건강하게 생활하고 있다. 고단백 식사를 하고 채소를 충분히 섭취하며, 하루 15~20알의 키쿠 키토산을 복용하는 것이 건강의 비결이라고 야마구치 씨는 기회가 날 때마다 주변 사람들에게 권하고 있다.

3. 신장암

1) 종양이 작아져 무사히 퇴원하다(위에서 신장으로 전이)

치바 현 / 55세 / 남성

[경위]

- 2009년 : 위 수술 실시.

- 2013년 2월 : 신장에 전이되어 암 재발. 신장 한쪽 기능 정지. 체력
  저하 두드러짐. 한 달 만에 체중이 7kg 감소. 치료법이 없어 2개월
  시한부 선고받음. 부인이 암 치료 서적인 《키쿠 키토산》에 일말의
  기대를 가짐.

- 2013년 2월 16일 : 입원 중 키토산 정보 센터의 지시에 따라 키쿠
  키토산을 1회 10알씩 매 식후 3회와 오후 3시·취침 전 총 5회 50
  알을 채소 주스와 두유에 타서 복용하기 시작. 식사는 소량의 죽.

- 2013년 2월 23일 : 키쿠 키토산을 하루 50알씩 계속 복용. 일반식
  으로 돌아옴.

- 2013년 3월 2일 : 키쿠 키토산을 하루 50알씩 계속 복용. 열이 39 도까지 오름. 식욕 저하. 신장에 약간의 통증을 느낌.

- 2013년 3월 3일 : 진통제로 모르핀(MS콘티) 사용. 부작용으로 소 변이 나오지 않음. 의사에게 키토산(키쿠 키토산)을 복용하고 있 음을 알리고 정식으로 허가받음. 키쿠 키토산을 1회 5알씩, 일어 나서 취침할 때까지 2시간 간격으로 약 8회 복용. 또 물 100㎖에 키쿠 키토산 30알을 녹여 그중 약 절반을 하루 5~6회에 나누어 마심.

- 2013년 3월 11일 : 통증이 사라지고 소변이 잘 나오게 됨. 모르핀 사용 중지. 키쿠 키토산을 1회 10알씩 매 식후 3회와 오전 10시 · 오후 3시 · 취침 전 총 6회 60알을 채소 주스와 두유에 타서 복용.

- 2013년 5월 11일 : MRI 검사를 통해 신장 종양이 반으로 줄어든 것 판명. 신장 기능이 정상화되어 퇴원. 이후에도 키쿠 키토산을 하루 60알씩 계속 복용.

- 2013년 6월 15일 : CT 검사를 통해 신장 종양이 더욱 작아지고 다 른 부위로 전이되지 않았다는 결과 나옴. 체중 5kg 증가. 키쿠 키 토산을 하루 60알씩 계속 복용.

- 2013년 7월 13일 : MRI 검사로 신장 종양이 더욱 작아졌음이 판 명. 의사에게 현재 상태를 유지하며 건강에 힘쓰라는 격려 받음.

2) 방사선과 항암제 부작용 없었다(신장암)

타니노 신지(谷野眞治) 씨(효고 현 / 34세 / 회사원)

2015년 11월, 독신의 회사원인 타니노 씨는 하복부에 통증을 느꼈다. 서둘러 병원에 입원하여 정밀 검사를 받은 결과 오른쪽 신장에 매우 큰 종양이 생겼고, 폐에도 영향을 미치고 있다는 진단을 받았다. 주치의는 "신장은 적출 수술을 하고, 전이를 막기 위해 항암제도 투여해야 합니다. 전이된 폐는 방사선 치료와 항암제를 병용할 것인데, 이 두 가지 치료법은 부작용을 동반합니다"라고 했다.

신장의 암이 상당히 진행된 상태였기 때문에 입원한 지 일주일 후에 수술을 받았다. "수술은 성공적입니다. 이제 항암제를 주입하겠습니다"라는 말에 타니노 씨는 일단 안심했지만 항암제 치료를 1회 받았을 뿐인데도 가슴과 허리의 심한 통증 때문에 일어설 수조차 없었다. 게다가 일주일 뒤에 받은 검사에서는 폐의 음영이 더 커져 있었다. 2~3일이 지나자 머리카락이 빠지기 시작했다. 부작용에 관해서는 익히 들어 알고 있었지만 머리가 몽땅 빠져 버린 자신의 얼굴을 거울에 비춰 보니 도저히 30대로 보이지 않았다. 타니노 씨는 심한 충격을 받았다.

'아직 결혼도 못했고 하고 싶은 일도 많은데, 어째서 나한테 이런 일이 생긴 걸까!'

마치 사형 선고를 받은 듯한 절망감이 들었다. 이런 불안함 속에 지내고 있을 때 오카야마(岡山)에 사는 타니노 씨의 어머니가 자신이 건강을 위해 복용하고 있는 '키쿠 키토산'을 가지고 오셨다. 주치의와 상담하여 건강 식품이니 별 문제가 없으며, 부작용이 줄어들지도 모르니 복용해도 된다는 허락을 얻어 하루 3회 10알씩 마시는 약과 함께 복용하기 시작했다. 그러자 3일째부터 가슴과 허리 통증이 가벼워지고 몸에 활력이 생겼다. 그 후로 항암제 투여를 3회나 받았지만 처음과 같은 부작용은 전혀 나타나지 않았다. 온몸을 나른하게 했던 피로감도 사라지고, 기침도 거의 나오지 않았다.

"종양의 크기는 그대로지만 이대로 방치하면 위험합니다. 타니노 씨는 젊고 튼튼하니까 좀 더 약효가 좋은 항암제와 방사선 치료를 병용하는 것이 좋겠습니다"라는 주치의의 말에 타니노 씨는 고민했다. 약효가 크다는 것은 동시에 강한 부작용이 나타날 우려가 크다는 것을 의미했다. 그러나 지금까지 회복 속도도 빨랐던 데다 "키쿠 키토산을 계속 복용하면 부작용은 걱정할 필요가 없다"는 믿음을 갖고 의사의 말에 따르기로 했다. 그 대신 심각한 부작용을 미연에 방지하기 위해 키쿠 키토산의 양을 하루 30알에서 50알로 늘렸다. 그 후 2개월간 타니노 씨는 10회의 항암제 주입과 30회 이상의 방사선 치료를 받았다. 백혈구 수치는 약간 감소했지만 그 밖의 부작용은 전혀 나타나지 않았다.

4월에 실시한 검사에서는 폐의 음영이 완전히 사라져 퇴원할 수 있게 되었다. 언제 끝날지 몰랐던 병원 생활을 반년 만에 끝낼 수 있게 된 것이다. "키쿠 키토산에 머리 숙여 감사하고 싶은 심정입니다"라고 말하는 타니노 씨. 그 뒤로도 정기적으로 검사를 받고 있는데, 최근 검사에서는 신장과 폐 모두 이상이 없고, 적혈구와 백혈구 수치도 정상이었다. 주치의도 거의 기적에 가까운 경우라며 감탄했다. 타니노 씨가 직

|그림2| 키쿠 키토산만으로 암 극복

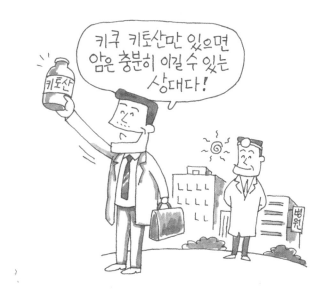

장에 복귀한 지 1년이 다 되어 가지만 그동안 몸에 작은 이상조차 느꼈던 적이 없다고 한다.

'키쿠 키토산을 복용하면 암은 무서운 병이 아니라 충분히 이길 수 있는 상대다!'

매일 아침 집을 나설 때마다 타니노 씨는 새삼 이렇게 되뇌며 건강의 소중함을 깨닫는다고 한다.

3) 폐에 전이된 암이 사라졌다(신장에서 폐로 전이)

미사와 코지(三澤幸司) 씨(치바 현 / 55세 / 건설 회사 근무)

미사와 씨가 화장실에 가는 횟수가 비정상적으로 많아졌음을 깨달은 것은 2013년 말이었다. 그러던 중 소변에 피가 섞여 나오는 것을 보고, 바로 병원으로 갔다. 그대로 입원하라는 의사의 말에 링거를 맞으면서 여러 가지 검사를 받은 결과 신장암이라는 진단이 나왔다. 곧바로 왼쪽 신장 수술을 받았다. 다행히 수술이 성공적이라는 말에 미사와 씨는 한시름 놓았지만 힘들었던 것은 그 뒤에 이어지는 항암제 치료였다. 그것은 고통 그 자체였다.

두 번째 항암제를 투여한 미사와 씨는 하루 종일 구토와 가슴 두근거림, 호흡 곤란으로 고통받았다. 병을 고치기 위해 이를 악물고 참았지만 3주도 지나지 않아 몸은 매우 쇠약해졌다. 매일처럼 찾아오는 가족도 날이 갈수록 야위어 가는 미사와 씨의 모습에 발만 동동 구를 뿐이었다. 미사와 씨와 같은 병실에 입원해 있던 환자도 같은 증상을 보였는데, 항암제 부작용으로 머리카락이 빠져 민머리가 되더니, 결국은 사망하고 말았다. 이 모습을 지켜본 미사와 씨는 '나도 결국은 저렇게 되고 마는 건가?' 하는 마음에 큰 충격을 받았다.

결국 항암제 투여를 중단하고 집에 돌아가고 싶다고 주치의에게 눈물로 애원했다. 처음에는 고개만 젓던 주치의도 하루하루 쇠약해지는 미사와 씨의 상태를 보고 동정심이 들었는지 "집에 가서도 좋습니다. 단, 폐에 전이된 상태니 매일 약을 복용하고 안정을 취하세요. 한 달에 한 번은 꼭 검사를 받으러 오셔야 합니다"라는 조건을 내걸고 마침내 허락해 주었다.

집에 돌아와서 4종류의 약을 복용하자 위 통증이 심해졌고, 처방받은 위장약을 먹어도 구토만 심해질 뿐 상태가 나아지지 않았다. 식욕이 완전히 없어지면서 미각도 잃어버렸다. 언제 끝날지 모르는 통증과의 싸움에 계속 절망감만 쌓여 갔다.

미사와 씨의 부인이 친구에게 '키쿠 키토산'이 좋다는 이야기를 들은 것은 그 무렵이었다. 지푸라기라도 잡는 심정으로 바로 구입하여 하루 3회, 1회에 10알씩 물에 녹여 우유와 함께 복용하기 시작했다. 일주일이 지나자 속이 편안해지고 식욕도 생겼다. 하지만 혈담이 나와 약간 걱정이 되었는데, 혈담은 이 병 특유의 증상 가운데 하나라는 말에 오히려 하루 복용량을 50알로 늘려 보았다. 그러자 항암제로 인한 부작용이 거의 사라지고 호흡도 편해졌다. 얼마 지나지 않아 일반식을 먹는 것이 가능해졌고, 키쿠 키토산을 물에 녹이지 않고 그대로 삼킬 수 있게 되었다.

다음 정기 검사에서 폐의 X레이, CT 스캔, MRI 검사를 받았는데, 놀랍게도 암의 음영이 사라졌다. 폐 기능과 혈액 수치도 이상이 없었다. 반신반의하는 마음에 다른 병원에 가서도 검사를 받아 보았으나 마찬가지로 '폐에서 암의 음영이 사라졌다'는 결과가 나왔다.

키쿠 키토산 덕분에 건강을 되찾은 미사와 씨는 지금도 하루에 30알 정도를 계속 복용하고 있다. 암에 걸리기 전보다 몸이 더 건강해져 취미인 골프와 여행도 마음껏 즐기고 있다고 한다.

4) 고령의 어머니, 수술 후 놀랄 만큼 빠르게 회복하다

이마이 마스코(今井益子) 씨(가고시마 현 / 39세 / 중학교 교사)

63세 된 이마이 씨의 어머니가 복통을 호소하기 시작한 것은 2016년 가을 무렵이었다. 화장실에 가고 싶어질 때마다 아랫배가 아프고 소변이 잘 나오지 않았다. 따뜻한 수건으로 아랫배를 감싸면 좀 나아지는 듯했지만 과식을 하거나 잠이 부족하면 증상이 더 심해졌다. 가까운 병원에서 검사를 받은 결과, '신장 결석' 이라는 진단이 나왔다. 약으로 치유하기 위해 이뇨제와 결석약을 복용했지만 좋아질 기미는 보이지 않았다. 그러던 12월 초, 어머니는 심한 통증으로 결국 쓰러지셨고, 구급차를 타고 종합 병원으로 실려 갔다.

여러 가지 검사 결과 신장 결석이 아닌 암으로 밝혀졌다. 주치의는 어머니에게는 "신장 결석이니 수술로 제거하겠습니다" 라고 전하고, 가족에게는 "암 외에 신장염도 발생한 상태이므로 먼저 그것을 치료한 뒤에 왼쪽 신장을 잘라 내야 합니다" 라고 하고는 치료 방침을 설명해 주었다. 상당히 큰 수술이 될 것이라 했다. 이마이 씨는 암뿐만 아니라 신장염이 심해질까 걱정이 되었다. '좀 더 빨리 암이라는 사실을 알았다면 좋았을 텐데……' 라는 후회가 들었지만 지금은 어머니의 건강만을 생각해야 했다. 그때 떠오른 것이 바로 '키쿠 키토산' 이었다. 이마이 씨는 예전에 건강을 위해 키쿠 키토산을 복용한 뒤 몸이 상당히 좋아졌던 경험이 있었다. 지인을 통해 알아보니 암에도 효과적이라며 적극 권장해 주었다. 키쿠 키토산을 구입해 수술 전 2주 동안 매일 40알씩 4회에 나누어 복용하게 했다.

　드디어 수술 당일, 주치의도 놀랄 정도로 출혈이 적었고, 걱정했던 신장염도 염증이 깨끗한 상태였다. 어머니는 수술 후 일주일 만에 퇴원할 수 있었다. 그 뒤 두 달간 항암제를 투여했지만 키쿠 키토산을 계속 복용한 덕분에 부작용은 전혀 없었다. 식욕도 왕성해지고, 숙면을 취할 수 있게 되었다. 검사 결과도 '아주 순조롭게 회복되고 있고, 전이도 없다'고 했다. 지금도 이마이 씨의 어머니는 식후에 키쿠 키토산을 10알씩 매일 3회 복용하고 있다. 최근 검사에서도 결과는 '이상 무.'

　건강한 몸으로 즐겁게 생활하고 있는 어머니를 볼 때마다 이마이 씨는 '그때 키쿠 키토산을 권해 드리길 잘했다'고 새삼 안도의 숨을 내쉰다고 한다.

4. 폐 암

1회 10알씩 식후 3회 그리고 오후 3시와 취침 전 2회 총 5회로 나누어 키쿠 키토산을 하루 50알씩 복용하기 시작.

1) 나이가 많아 수술은 못했지만 암은 완치되다

니가타 현 / 84세 / 남성

[경위]

• 2012년 2월 2일 : 폐암으로 입원. 나이가 많아 수술은 못하고 방사선 치료를 하기로 결정. 위장이 약해져 식사는 소량밖에 할 수 없는 상태. 아들이 책을 통해 알게 된 '키쿠 키토산' 을 입수하여 환자(아버지)에게 복용할 것을 권함. 1회 10알씩 식후 3회 그리고 오후 3시와 취침 전 2회 총 5회로 나누어 하루 50알씩 복용하기 시작.

• 2012년 2월 9일 : 방사선 치료 시작.

• 2012년 2월 11일 : 방사선 치료 부작용 없음. 키쿠 키토산 하루 50알씩 계속 복용.

• 2012년 3월 2일 : 방사선 치료 종료. 부작용 없음. 몸 상태 양호. 발

병 이래 계속되던 혈담이 멎음. 식욕이 생김.

- 2012년 4월 6일 : CT 검사를 통해 종양이 상당히 작아졌음을 확인. 방사선 치료 부작용 없음. 식욕 왕성. 키쿠 키토산 하루 50알씩 계속 복용.

- 2012년 5월 16일 : CT 검사를 통해 폐의 종양이 완전히 없어졌음을 확인. 퇴원. 퇴원 후에도 재발 방지를 위해 키쿠 키토산 하루 50알씩 계속 복용.

- 2012년 6월 22일 : CT 검사에서 폐 음영도 깨끗이 사라짐. 간장과 신장도 이상 없음 진단.

- 2012년 6월 23일 : MRI 검사도 이상 없음. 재발 방지를 위해 키쿠 키토산을 하루 50알씩 계속 복용.

2) 3개월 시한부 선고받았지만 건강을 회복하다

야마모토 노리고(山本典子) 씨(오사카 부 / 55세 / 파트 타임 근무)

파트 타임으로 일하면서 운동이 취미이고 테니스가 특기인 야마모토 씨는 건강에는 꽤 자신이 있었다. 그러던 2018년 가을, 오사카로 이사한 지 얼마 되지 않아 갑자기 심한 기침이 나면서 멈추질 않았다. 처음에는 단순 감기로 여겨 감기약을 먹었으나 전혀 차도가 없었다. 그러는 사이 기침 때문에 대화도 할 수 없는 지경에 이르렀다. 불길한 예감에 병원에 가 일주일에 걸쳐 폐 엑스레이를 비롯한 혈액 검사, CT 스캔, MRI 등 여러 가지 검사를 받았다. 그러는 동안 기침뿐만 아니라 미열이 계속되고 식욕이 없어졌으며, 밤에는 잠도 이룰 수 없었다.

일주일 뒤, 병원에서는 야마모토 씨가 아닌 남편을 호출했고, 도쿄에 살면서 결혼을 앞두고 있던 외동딸이 밤늦게 비행기로 부랴부랴 날아온 것을 보고 야마모토 씨는 '내가 암에 걸렸구나' 하는 느낌을 받았다고 한다. 남편을 추궁했더니 이미 폐암 말기로 뇌에도 전이되었으며, 수술조차 불가능한 상태로 3개월 시한부를 선고받았다고 했다. '담배도 피우지 않고 술도 마시지 않는 내가 폐암에 걸리다니……' 상상도 하지 못한 일이었다.

1월까지 두 달간 폐암에는 강한 항암제로, 뇌종양에는 방사선으로 치료를 계속했다. 그러나 병세가 호전되는 기미는 전혀 보이지 않고, 오히려 부작용으로 인해 혈담이 나오고 온몸의 힘이 빠져 걸을 수도, 말을 할 수도 없었다. 할 수 있는 일이라곤 간신히 죽을 넘기는 것뿐이었다. 남편과 딸이 차마 지켜보지 못할 정도로 야마모토 씨는 쇠약해져만 갔다. 1월에 받은 검사 결과는 뇌종양이 6군데로 퍼지고, 폐렴도 발생한 상태이며, 급기야 폐에 부종이 생겨 산소 호흡기를 착용해야 했다. 폐렴과 부작용이 심각하여 치료를 계속할 수 없는 상태가 된 야마모토 씨는 폐렴 증세가 어느 정도 가라앉자 일단 퇴원을 했다. 집에 돌아와서도 계속 병상에 누워 지냈다. 남편과 딸의 말을 알아들을 수는 있지만 기운이 없어 대화를 나누지는 못했다. 산소 호흡기를 떼었기 때문에 항상 호흡이 가쁘고, 하루하루 죽음을 기다리는 나날이었다.

야마모토 씨와 가족들이 무기력감에 젖어 반쯤 포기하고 있을 때 딸의 약혼자가 '키쿠 키토산'을 보내 주었다. 자료를 읽어 보고 키쿠 키토산을 한번 믿어 보기로 결심한 딸은 야마모토 씨에게 키쿠 키토산을 복용할 것을 권했다. 그러나 남편은 "이런 말도 안 되는 건강 식품으로 암이 나을 리 없잖아" 하면서 강력히 반대했다. 남편과 딸은 심한 언쟁을 벌였다.

야마모토 씨 역시 키쿠 키토산에 관해서는 아무것도 몰랐다. "이걸로 암이 치유된다니, 솔직히 말해 믿을 수 없었습니다"라며 술회한다. 그래도 딸의 약혼자가 미래의 장모를 위해 보내준 성의가 기특하고, 밑져야 본전이라는 생각으로 키쿠 키토산을 1회 10알 정도를 하루 3회 물에 녹여 우유와 함께 복용하기 시작했다. 일주일이 지나자 혈담이 적어지고 호흡도 상당히 편안해졌다. 병세가 점점 호전되자 야마모토 씨는 복용량을 하루 50알씩으로 늘렸다. 50알을 150ml의 물에 녹여 10ml씩 약 2시간 간격으로 우유에 타서 마셨다. 약간의 가려움증만 있었을 뿐 그 밖의 호전 반응은 없었다.

한 달이 지나자 심하던 기침도 멎고, 일반식을 먹을 수 있게 되었다. 날이 갈수록 증상이 호전되어 4월부터는 혼자서 걷기도 하고, 가족과 대화를 나눌 수도 있게 되었다. 야마모토 씨는 기쁜 마음에 꽃구경도 가고, 여기저기 외출하여 사진도 찍었다. 활짝 핀 벚꽃을 바라보고 있는 순간만큼은 언제나 머리를 짓누르던 암에 대한 걱정과 불안이 사라지는 듯했다. 그런 야마모토 씨의 모습을 보면서 가족들도 키쿠 키토산 덕분에 암을 완치할 수 있을지도 모른다는 희망을 품게 되었다.

|그림3| 키쿠 키토산으로 폐암 고치다

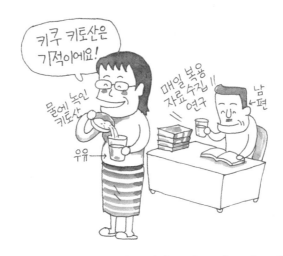

그러던 어느 날, 아는 의사가 소개장을 써 준 일도 있고 해서 단단히 마음을 먹고 도쿄의 대학병원에서 검사를 받았다. 그 결과, 폐에 암의 음영이 사라지고 뇌종양은 6개 중 4개가 없어졌다는 진단을 받았다. 남은 종양 2개도 0.5cm 이하로 줄어든 상태였다.

"반년도 안 되어 이렇게 놀라운 결과가 나오다니, 기적이라고 할 수 밖에 없어요"라고 야마모토 씨는 말한다.

1년 간 방사선 치료를 하고 키쿠 키토산을 복용한 결과 지금은 뇌종양도 완전히 없어졌다. 3개월 시한부를 선고받았던 것이 마치 거짓말인 것처럼 야마모토 씨는 현재 건강하게 생활하고 있다. 처음에는 그렇게 반대하던 남편도 최근에는 건강을 위해 매일 복용하는 것도 모자라 키쿠 키토산에 관한 자료를 수집하여 연구하고 있다고 한다.

3) 화학 요법도 거부했지만 7개월 만에 암이 사라졌다(폐에서 림프 샘으로 전이)

야에야마 키미(八重山キミ) 씨(나가노 현 / 73세 / 무직)

일흔이 넘은 야에야마 씨는 늘 규칙적인 생활로 건강을 유지하고 있었다. 최근 들어 쉽게 피곤해지는 것을 느끼긴 했지만 나이를 감안하면 크게 신경 쓸 일은 아니었다. 병원에 간 것도 단순히 정기 검진을 받기 위해서였다. 그런데 놀랍게도 폐암이라는 진단이 나온 것이다. 2014년 10월 중순이었다. 이때까지 별다른 증상도 없었고, 나이에 비해 건강하다는 소리를 들어 온 야에야마 씨였다. 가족들도 "오진일 테니 좀 더 큰 종합 병원에 가서 재검사를 받아 보자"며 믿을 수 없다는 표정이었다. 종합 병원에서 한 번 더 검사를 받았지만 결과는 마찬가지였다. 야에야마 씨를 더욱 놀라게 한 것은 림프샘으로까지 전이되었다는 진단 결과였다. 의사는 "이대로 방치하면 6개월을 넘기기가 어렵습니다"라고 했다. 야에야마 씨는 망연자실하여 아무것도 생각할 수 없었다.

화학 요법을 권유받았으나 나이도 나이인 데다 부작용이 심각하다는 말에 일단 치료를 거부했다. 그러나 적극적이고 활동적인 성격의 야에야마 씨는 투병 의지를 다지며 먼저 철저한 식사 요법을 시작했다. 그와 병행하여 암에 효과적인 것을 직접 찾아보다가 '키쿠 키토산'을 선택하였다. 이웃집 가장이 대장암을 앓다가 키쿠 키토산을 복용하고 완치된 사실을 알고 있었기 때문에 그 효능에 믿음을 갖고 있었다. 화학 요법을 거부한 탓에 병원에 가도 뾰족한 수가 없다고 생각한 야에야마 씨는 다음 해 5월 검사를 받을 때까지 7개월간 한 번도 병원에 가지 않았다. 대신 하루도 거르지 않고 키쿠 키토산은 매일 30~40알씩 복용했다.

5월에 실시한 검사 결과, 놀랍게도 림프샘과 왼쪽 폐 하부에 있던 종양의 음영이 사라졌다. 놀라서 "어떤 요법을 쓰셨습니까?"라고 묻는 의사에게 "식사 요법과 병행하여 키쿠 키토산을 복용했습니다"라고 대답했다. 의사는 "아주 효능이 좋은 것 같으니 계속 복용하십시오"라고 격려해 주었다.

야에야마 씨는 지금도 곡물과 채소, 생선 등의 해산물을 위주로 식단을 짜고, 키쿠 키토산도 꾸준히 복용하고 있다. 정기 검진도 거르지 않고 받고 있는데, 항상 결과는 건강 그 자체라고 한다. 건강의 비결을 묻는 사람에게는 "살아 있는 동안은 건강하게 지내고 싶다는 적극적인 자세를 가질 것, 그리고 키쿠 키토산입니다"라고 대답하고 있다.

4) 자택에서의 요양으로 암을 극복했다(폐에서 간장으로 전이)

니모토 겐지(新本健二) 씨(도쿄 도 / 44세 / 의류회사 근무)

니모토 씨는 매우 건강한 체질로, 잔병치레 한번 한 적이 없었다. 그러던 2014년 1월, 회사 정기 검진에서 폐에 작은 종양이 발견되었다. 그러나 아직 젊은 데다 자각 증상도 전혀 없었기 때문에 암이라는 진단이 나왔어도 처음에는 실감나지 않았다고 한다. 오히려 충격을 받은 것은 부인과 아이들이었다. 그때까지 암에 관한 지식이 전혀 없었던 니모토 씨는 의사가 시키는 대로 화학 치료를 받기로 했다. 항암제를 복용하고 심한 부작용과 싸우는 과정을 3회 반복했다. 부작용으로 인해 늘 기분이 나쁘고 권태감도 심했다. 하지만 가족의 응원에 니모토 씨는 이를 악물고 참았다.

암 진단 후 3개월이 지났을 때, 의사로부터 "간장으로 전이되었습니다"라는 결과를 통보받았다. 폐에 위치한 1cm 정도의 작은 암을 제거하기 위해 힘든 치료도 참아왔는데, 간장에 전이된 데다 폐의 병소도 점점 커지고 있다는 것이었다. 니모토 씨는 큰 충격을 받았다.

'의사에게만 맡겨둘 수는 없다!' 이렇게 다짐한 니모토 씨는 암에 관한 책을 닥치는 대로 사들여 공부하기 시작했고, 수많은 책을 접하면서 '키쿠 키토산'이 암에 효과적이라는 사실을 알게 되었다.

'일단 키쿠 키토산을 복용해 보자!' 이것은 본능적 직감이었다. 니모토 씨는 자신의 직감에 따라 서둘러 키쿠 키토산을 구입하여 하루 50~60알씩 매일 복용했다. 3일째부터 효과가 느껴지기 시작했다. 아침에 일어나면 왠지 모를 활력이 생겼다. 지금까지 없던 일이었다. 화학 요법의 부작용으로 인해 감퇴했던 식욕도 급격히 되살아났다. 키쿠 키토산의 효과가 틀림없다고 확신한 니모토 씨는 곧바로 회진하러 온 의사에게 부탁했다. "항암제도 듣지 않고 수술도 불가능하니 집에 돌아가게 해 주세요." 하지만 의사는 "지금부터 통증이 심해질 테니 이대로 병원에 계시는 것이 좋습니다"라며 허락하지 않았다. 그러나 니모토 씨는 화학 치료보다 키쿠 키토산의 효과를 더 확신하고 있었기 때문에 애원하듯 매달려 결국은 퇴원 허락을 받아냈다.

퇴원 후, 니모토 씨는 집에서 키쿠 키토산을 1회 10알씩, 하루 5~6회 복용했다. 복용 2개월째 접어들 무렵 입원 중에 5kg 정도 줄어들었던 체중이 조금씩 늘기 시작했다. 몸 상태도 날이 갈수록 좋아지고 있다는 것을 실감한 니모토 씨는 그대로 집에서 키쿠 키토산을 지속적으로 복용했다. 암 진단을 받은 지 3개월 뒤에 실시한 검사에서 폐에 나타났던 종양 3개 중 하나가 사라졌다. 또한 간장에 전이된 암도 더 이상 증식하지 않고, 크기도 그대로였다. 자신감을 갖게 된 니모토 씨는 꼭 완치될 거라는 확신을 갖고 키쿠 키토산을 매일 40~50알씩 반 년 이상 복용했다. 다음 검사에서 폐와 간장의 암이 드디어 사라졌다는 결과가 나왔다. 의사도 "제 경험에 비춰 봐도 정말 특별한 경우라고 말할 수밖에 없군요"라며 감탄했다.

직장에 복귀한 니모토 씨는 "전보다 더 건강해진 자신을 지키기 위해 흡연이나 과음 같은 나쁜 생활습관을 버리고 키쿠 키토산을 꾸준히 복용할 작정입니다"라며 결의를 다지고 있다.

5. 위 암

몸 상태가 호전되면서 자신감을 갖게 된 오노 씨는 매일 거르지 않고 하루 50알씩 복용했다.

1) 수술 없이도 암이 사라졌다

오츠카 게이조(大塚桂三) 씨(도쿄 도 / 68세 / 무직)

젊었을 때부터 술과 담배를 즐겨온 오츠카 씨. 의사가 건강을 위해 아무리 끊으라고 해도 한 귀로 흘려버리곤 했다. 그러던 2012년 9월, 오츠카 씨는 평소와 다른 이상을 느꼈다. 60세가 넘으면서 위의 통증은 지병과 같았지만 잠을 이룰 수 없을 정도로 통증이 심해지긴 처음이었다. 일단 시판되는 위장약을 복용하여 통증을 가라앉혔지만 식욕이 떨어지고, 심할 경우 음식을 입에 대기만 해도 구토를 했다. 그런데도 오츠카 씨는 술을 끊지 않았다. 오히려 넘기기 쉬운 반찬만 선택하여 그것을 안주 삼아 술을 마셨다.

이런 나날이 계속되면서 오츠카 씨는 눈에 띄게 야위기 시작했다. 65kg이던 체중이 불과 한 달 만에 53kg으로 감소했다. 그리고 10월 8일, 오츠카 씨는 결국 빈혈로 쓰러져 입원하고 말았다. 위에 문제가 있으니 암 센터에 가서 정밀 검사를 받아 보라는 진단이 나왔다. '내가 암에 걸렸구나' 라고 생각하니 검사를 받기 전부터 참담한 기분이 들었다. 얼마 전 오랜 친구 하나가 암 수술을 받고 곧바로 세상을 떠난 기억이 떠올랐다. '죽음' 이라는 글자가 눈앞에 아른거려 암 센터에 가 검사를 받을 용기가 나지 않았다. 보다 못한 친구 하나가 "아직 암이라고 진단이 나온 것도 아닌데, 뭘 그리 주저하나?" 라며 오츠카 씨를 설득하고 믿을 만한 대학 병원을 소개해 주어 할 수 없이 정밀 검사를 받기로 했다.

검사 후 기도하는 심정으로 의사 앞에 앉은 오츠카 씨에게 의사는 '위암' 선고를 내렸다. "위의 상부에 1.5cm 정도의 암(악성 종양)이 3개 자라고 있습니다. 빨리 수술하지 않으면 안 됩니다"라고 했다. 얼마나 살 수 있느냐는 질문에 의사는 "최악의 경우 1년 정도입니다"라고 단언하며, 수술에 대한 결심을 재촉했다. 그때의 공포와 절망감을 지금도 잊을 수가 없다고 오츠카 씨는 말한다. 그러나 수술 후 체력과 기력이 약해져 급히 세상을 떠난 친구에 대한 기억이 생생해 아무래도 수술받을 결심이 서지 않았다. 가족들은 빨리 수술을 받아야 한다고 입을 모았다.

한 친구에게 '키쿠 키토산' 을 소개받은 것은 오츠카 씨가 수술을 받을 것인가 말 것인가를 두고 고민에 고민을 거듭하고 있을 때였다. 친구는 암을 극복한 지인의 이야기를 상세히 들려주며 한번 복용해 볼 것을 강하게 권유했다. 믿을 만한 친구의 설득에 오츠카 씨는 키쿠 키토

|그림4| 암이 전파되기 쉬운 위의 부분

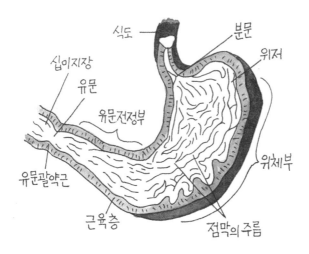

|그림5| 수용성 키토산으로 위암 고치다

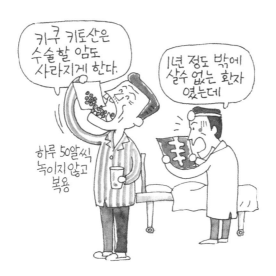

산으로 위암과 싸워 보리라는 결심을 굳혔다.

처음에는 키쿠 키토산을 1회 10알씩 하루 5회 물에 녹이지 않고 그 대로 복용했다. 그랬더니 위가 팽창되어 통증이 느껴졌다. 안 되겠다 싶어 키쿠 키토산을 일단 물에 녹여 주스에 타서 복용했더니 위가 더부룩하지 않고 편했다. 좋아했던 술과 담배도 완전히 끊었다. 그러면서 두 달간 '키쿠 키토산을 복용하는 것이 내가 할 일이다' 라고 다짐하며 매일 50알씩을 꾸준히 복용했다. 12월이 되면서 식욕이 돌기 시작하더니 체중도 60kg까지 회복했다.

정기 검진에서 암이 작아졌다는 결과가 나왔고, 주치의는 신기하다는 듯 고개를 갸웃거렸다. 술과 담배를 끊은 것 외에 육류와 짜고 매운 음식을 삼가는 식생활을 계속한 것도 상승 효과를 발휘했을 것이다. 이 무렵에는 하루 50알씩을 녹이지 않고 그대로 먹어도 위에 전혀 위화감이 느껴지지 않았다. 키쿠 키토산을 복용한 지 반 년이 지난 3월, 오츠카 씨는 생각지도 못한 검사 결과를 받았다. 위벽에서 악성 종양이 흔적도 없이 사라졌다는 것이다. "수술하지 않고도 암이 사라졌다. 믿을 수 없는 일이지만 나는 틀림없이 암과 싸워 이긴 것이다." 오츠카 씨의 보고서에는 이런 감동의 말이 적혀 있다.

최근의 정기 검진에서도 '이상 무' 라는 결과가 나왔다. 하지만 재발 방지와 건강 유지를 위해 지금도 매일 20알씩 키쿠 키토산을 복용하고 있다.

2) 수술과 화학 요법을 거부했으나 종양이 작아졌다(간장과 림프샘으로 전이)

오노 와에(小野和兵) 씨(시즈오카 현 / 64세 / 무직)

젊었을 때부터 건강만큼은 자신 있었던 오노 씨가 왠지 자주 피곤하고 반주로 마시는 술이 유난히 쓰게 느껴지기 시작한 것은 2011년 6월부터였다. '나이 탓' 정도로 생각하고 가까운 가정의원에서 진찰을 받아 본 결과 위에 암이 생겼다는 것이 아닌가! 정밀 검사를 해 보니 암은 이미 간장과 림프샘으로까지 전이되어 있었다.

"상당히 큰 수술이 되겠지만 잘라 내지 않으면 암이 더욱 커질 것입니다"라며 의사는 수술을 권유했다. 하지만 오노 씨는 수술 없이 치유하고 싶다는 자신의 의지를 확실히 표명했다. 큰 수술인 만큼 고령인 자신의 체력으로 그 고통을 버텨 낼 자신이 없었다. 오노 씨는 병원에서의 화학 요법도 거부했다.

암 선고를 받은 직후, 걱정하던 딸이 '키쿠 키토산'을 가져다 주었다. 딸은 암에 대한 민간요법에 밝은 친구가 추천해 줬다면서 일단 믿고 복용해 보라고 했다. 암의 진행 정도에 비해서는 통증 등의 자각 증상은 별로 없었지만, 수술도 화학 요법도 거부했으니 암을 치유하기 위해 스스로 어떤 방책이든 강구해야 했다. 키쿠 키토산도 처음에는 오노 씨가 마음속으로 계획했던 치료법 가운데 하나에 불과했다. 어쨌든 딸의 권유도 있고 하여 일단 열심히 복용하기로 결심했다.

그날부터 하루 10알씩 4~5회로 나누어 복용하기 시작했다. 딸도

한 달에 두세 번은 찾아왔다. 복용한 지 한 달 정도 지났을 무렵 딸이 "전에 비해 얼굴색이 좋아지셨어요"라며 격려해 주었다. 사실 오노 씨 스스로도 식욕이 돌면서 몸이 서서히 좋아지고 있다는 것을 느끼고 있었다. 처음에는 친구와 지인들이 권해 준 여러 가지 치료법을 병행했지만, 결국 오노 씨가 선택한 것은 키쿠 키토산이었다. 몸 상태가 호전되면서 자신감을 갖게 된 오노 씨는 매일 거르지 않고 하루 50알씩 복용했다.

암 선고를 받은 지 3개월 뒤에 정기 검사를 받았다. 오노 씨의 경우 수술이나 화학 요법을 받고 있지 않았기 때문에 암의 진행 정도를 확인하기 위함이었다. 결과는 놀라울 뿐이었다. 5cm 정도였던 종양이 거의 반으로 줄어들고, 간장과 림프샘에서 암이 더 이상 진행되지 않고 있었다. 종양에 좋다고 하는 프로폴리스를 병용하면서 그 후에도 오노 씨는 키쿠 키토산을 하루 50알씩 계속 복용했다. 1년 뒤, 간장과 림프샘의 암이 사라졌다는 검사 결과가 나왔다. 위의 종양도 0.5mm 정도까지 줄어들었다.

'분명 키쿠 키토산 덕분입니다. 제 몸에 기적이 일어났어요. 모든 암세포와 이별을 고할 날도 멀지 않았습니다. 수술과 화학 요법을 받지 않아 다행이에요. 암은 불치병이 아니라는 것을 굳게 믿고 있습니다.' 오노 씨의 보고서는 이렇게 끝맺고 있다.

3) 수술 후 항암제의 부작용에서 해방되었다

치노 게이코(茅野惠子) 씨(아이치 현 / 43세 / 파트 타임 근무)

치노 씨는 현재 슈퍼마켓에서 오전 10시부터 오후 5시까지 파트 타임으로 근무하면서 활기차게 생활하고 있다. 그런 그녀도 불과 3년 전에는 항암제의 부작용으로 인해 고통스러운 나날을 보냈다.

치노 씨가 위암 수술을 받은 것은 2013년 10월. 1년 전부터 위에 통증이 느껴져 근처 병원에서 위궤양 약을 처방받아 복용했는데, 전혀 차도가 없었다. 병원을 바꾸기로 하고 다른 병원에서 진찰한 끝에 의사에게 "수술하지 않으면 위험할 정도로 이미 병이 깊어진 상태입니다. 병실을 마련해 둘 테니 바로 입원하세요"라는 말을 들었다. 지시대로 병원에 입원하여 병에 관한 충분한 설명도 듣지 못한 채 서둘러 수술을 받았다고 치노 씨는 말한다. 그리고 수술한 지 3주 정도 지나 항암제 주사를 맞았다.

치노 씨는 암 선고를 받은 적도 없고, 어떤 주사를 맞는지도 몰랐다. 같은 병실에 유방암으로 입원한 환자가 자신의 것과 같은 주사를 맞는 것을 보고 그때서야 치노 씨는 자신이 위암이라는 사실을 알게 되었다고 한다.

"그때의 충격은 정말 끔찍했어요. 아이들 얼굴이 뇌리를 스치면서 눈앞이 캄캄해졌죠. 2~3일간은 일어설 수도 없었어요." 치노 씨는 당시의 심경을 이렇게 고백했다.

병명을 묻는 치노 씨에게 의사는 가족의 허락을 받고 나서야 진행성 위암이라는 사실을 알려주었다. 입원한 지 한 달이 지났을 무렵, 담당의는 재발 방지와 검사를 위해 좀 더 입원할 것을 권했다. 하지만 가족들이 걱정되어 장기 입원할 엄두가 나지 않았다. 치노 씨는 담당의를 설득하여 한 달여 만에 퇴원했다. 그래도 2주에 한 번은 항암제 주사를 맞기 위해 통원 치료를 했다. 그런데 언제부터인가 1주에 2회로 주사 맞는 횟수가 늘면서, 항암제의 부작용이 심해져 발열과 불면 구토 등의 증상이 나타났다.

가끔 들리던 서점에서 치노 씨가 '키쿠 키토산'에 대한 책을 발견한 것은 그 무렵이었다. 그 책을 남편에게 보여주자 "이런 걸로 낫는 병이라면 암으로 죽는 사람이 어딨겠어?" 하며 버럭 화를 냈다. 한편 항암제의 부작용은 점점 심해져 갔다. 구내염 때문에 식사를 제대로 할 수 없고, 겨우 수분만 섭취하는 정도였다. 그런데도 의사는 재발 가능성이 높다고 하면서 항암제 주사를 중단하지 않았다. 날이 갈수록 부작용에 의한 증상은 심해졌다. 코피와 발의 부종 외에도 다른 사람 앞에 나서기 부끄러울 정도로 얼굴이 통통 부어 올라 외출할 일이 있을 때는 마스크를 써야만 했다. 인내심에 한계를 느낀 치노 씨는 결국 언니에게 키쿠 키토산 관련 책을 읽고 그 내용을 남편에게 설명해 달라고 부탁했다. 결국 남편은 어떻게 돼도 자신은 모른다며 내키지 않는 마음으로 키쿠 키토산을 구입했다.

키쿠 키토산을 하루에 20알씩 3회에 나눠 복용하기 시작한 지 3일째 되던 날부터 구내염이 완화되고 밥을 편히 먹을 수 있게 되면서 투병 의지가 샘솟았다. 그런데 한 달 반 정도 지나자 눈이 빨갛게 충혈되고 눈곱이 끼기 시작했다. 키토산 정보 센터에 문의했더니 호전 반응의 일종이므로 걱정하지 말고 계속 복용하라는 회답이 왔다. 약 일주일 뒤 눈은 정상으로 돌아왔다. 이 호전 반응이 지나자 오랫동안 사라졌던 식욕이 되살아났다. 게다가 정기 검진 결과 위가 순조롭게 회복되고 있으며, 다른 곳도 이상이 없다고 나왔다.

치노 씨는 재발과 전이 방지를 위해 키쿠 키토산만은 지속적으로 복용하고 있다. 남편도 키쿠 키토산 예찬자가 되어 그런 치노 씨를 따뜻한 눈길로 지켜보고 있다고 한다.

4) 위 수술을 받았지만 빠른 회복으로 직장에 복귀했다

다나카 겐지(田中謙二) 씨(이바라키 현 / 50세 / 회사 임원)

다나카 씨의 집안에는 유난히 암으로 사망한 사람이 많았다. 어머니는 5년 전에 대장암 수술을 받았지만 결국 폐로 전이되어 사망했고, 형 역시 2년 전에 위암에 걸려 수술 후 반년 만에 세상을 떠났다. 이처럼 불행한 일이 계속되었기 때문에 다나카 씨는 회사 담당의 지도를 받아 식습관을 개선하고 정기 검진을 거르지 않았다. 그러던 2013년 5월, 검진에서 위에 폴립(polyp)이 발견되어 정밀 검사(조직 검사)를 받은 결과 악성 종양임이 밝혀졌다. 주치의로부터 수술을 권유받아 바로 휴직하고 입원했다. 일벌레인 데다 임원이라는 중책을 맡고 있던 다나카 씨에게 회사를 쉰다는 것 자체가 처음 겪는 일이었다.

폴립의 크기는 작았지만 위 전체에 퍼져 있어 결국 수술로 위를 들어냈다. 수술 후 항암제를 투여하면서 집에서 요양하는 것이 가능하다고 판단된 시점에 퇴원했다. 그러나 음식을 넘길 수도 없었고, 무리해서 먹어도 바로 토하곤 했다. 온몸이 아프고 숙면을 취할 수도 없었다. 나중에 들은 이야기지만, 주치의는 다나카 씨 부인에게 상태를 설명하며 "앞으로 길어야 6개월 정도니, 드시고 싶은 것이나 하고 싶은 것이 있으면 뭐든 원하는 대로 해 주세요"라는 말을 했다고 한다.

친구들도 걱정하며 여러 가지 건강 식품을 소개해 주었다. 그러나 다나카 씨에게 맞지 않았는지 대부분 복용 직후 토해 버리곤 했다. 그러던 중 마지막으로 시험해 본 것이 바로 '키쿠 키토산'이었다. 신문이나 TV 등을 통해 키토산이 항암 작용이 있다는 보도를 접했고, 일본에도 키토산 정보센터가 있으며 환자의 치료에 사용하고 있다는 병원이 있다는 사실을 알고 있었기 때문에 왠지 신뢰가 갔다고 한다. 물에 녹는 키토산이어서 음료에 타서 복용할 수 있다는 점도 좋았다. 처음에는 하루 30알씩 복용했는데, 특별한 위화감이나 호전 반응은 나타나지 않았다. 한 달 정도 지나자 식욕이 조금 되살아났다. 똑같은 위암을 앓았던 형이 음식물을 거의 받아들이지 못하던 모습을 지켜본 다나카 씨는 키쿠 키토산의 효능에 놀라며 새삼 투병 의지를 다지게 되었다고 한다. 곧바로 하루 복용량을 50알로 늘렸다.

자신이 해야 할 일은 이것뿐이라 생각하고 매일 열심히 복용한 결과, 3개월 뒤부터 점점 더 식욕이 돌고 대부분의 음식을 먹을 수 있게 되었다. 기분도 한결 좋아져서 즐겁게 TV도 시청하고, 하루 두 번 1시간씩 산책도 하며, 가끔씩 부인과 쇼핑을 다니기도 했다.

3월에 실시한 정기 검진에서 다나카 씨는 "수술은 성공적이고 전이와 재발도 없습니다"라는 진단을 받았다. 이후 6개월간 요양을 계속했는데, 더할 나위 없이 컨디션이 좋은 데다 지병이던 치질도 어느덧 나아 있었다.

2014년 3월부터 다나카 씨는 다시 회사에 출근했다. 동료들에게 "전보다 안색이 좋아지고 젊어 보인다"는 말을 들었을 때는 놀라움과 함께 건강을 되찾았다는 확신에 기쁨을 감추지 못했다고 한다. 휴직한 지 1년이 지났지만 이전보다 업무로 인한 피로감이 덜해 토요일도 자

|그림6| 키토산으로 컨디션이 좋아지다

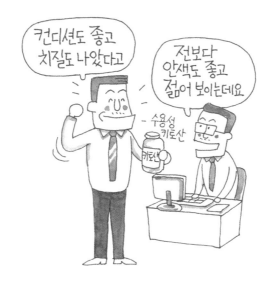

진 출근하는 등 일을 즐기게 되었다고 한다. 부인도 다나카 씨가 회복되는 모습을 보고 스스로 키쿠 키토산을 복용하기 시작했다. 그때까지는 잦은 두통과 불면증으로 병원에 다녔지만 복용 후에는 증상이 씻은 듯 사라졌다. 이렇게 해서 지금까지 부부가 함께 건강하고 즐겁게 생활하고 있다.

6.자궁암 · 난소암

키쿠 키토산만 꾸준히 복용하면 5년, 10년, 아니 그 이상도 건강하게 살 수 있을 것 같아요.

1) 난소 주변에 남은 암이 사라졌다

구마모토 현 / 65세 / 여성

[경위]

* 2011년 11월 2일 : 난소 및 주변 림프샘을 수술로 제거(암이 일부 남아 있음). 항암제 치료 실시. 항암제 부작용 심함. 식사 섭취 가능. 3개월 시한부 진단 받음.

* 2011년 12월 27일 : 2회째 항암제 투여. 식후 3회, 식간 2회 각 10알씩 총 50알의 키쿠 키토산 복용 시작. 항암제 부작용이 심해 식사 못함.

* 2012년 1월 5일 : 3회째 항암제 투여. 항암제 부작용이 없어 환자 본인도 놀람. 키쿠 키토산을 하루 50알씩 계속 복용.

* 2012년 2월 14일 : 컨디션 좋음. 몸 전체적으로 개선 기미 보임. 감소했던 백혈구 · 혈소판의 수치 정상으로 돌아옴. 몸 상태가 좋을

때 재수술을 하자는 의사의 권유를 받았으나 연기 요청. 의사는 4
월 초순에 재수술할 것을 제안.

- 2012년 3월 7일 : CT 검사에서 종양이 발견되지 않음. 일주일 후
MRI 검사 예정. 항암제 치료 계속했지만 부작용 없음. 키쿠 키토
산을 10알 더 늘려 60알 복용. 매우 건강한 상태임.

- 2012년 3월 16일 : MRI 검사 결과 난소 주변에 암이 보이지만 확
실히 식별할 수 없을 만큼 축소된 상태. 종양 마커도 정상에 가까
워졌다고 의사가 설명함. 키쿠 키토산으로 나을 수 있다는 확신이
들어 수술 받고 싶지 않다는 생각이 강해짐.

- 2012년 3월 23일 : 의사가 다시 4월 초순에 재수술 제안. 키쿠 키
토산에 대해서는 밝히지 않고 이대로 계속 항암제로 치료하고 싶
다며 수술 거부. 키쿠 키토산을 하루 60알씩 계속 복용.

- 2012년 4월 20일 : MIR 검사 결과 이상 없음. 종양 마커도 정상. 4
월 24일 퇴원 결정. 키쿠 키토산을 당분간 매일 60알씩 계속 복용
할 예정. 항암제 중지.

2) 항암제를 쓰지 않고 암을 이겼다(자궁에서 직장으로 전이)

와다 마사코(和田正子) 씨(도쿄도 / 54세 / 주부)

아랫배 통증과 혈뇨. 와다 씨는 자신의 예감이 맞지 않길 바랐으나
대학 병원에서의 검사 결과 자궁암이라는 진단이 나왔다. 즉시 입원하
여 재차 정밀 검사를 받은 결과 직장으로까지 전이되어 이미 3cm 정도

로 자랐다는 것이다. 주치의는 빨리 수술을 하고 항암제를 투여하자며 치료 방침을 설명했다. 입원하자마자 다른 병실에 있던 암 환자의 사망으로 와다 씨는 큰 공포심을 느꼈다. '암은 곧 죽음'이라는 이미지가 마음속에 뭉게뭉게 피어올랐다. 그와 함께 수술과 항암제 치료에 대한 불안감도 커져만 갔다. 그런 와다 씨의 모습을 보고 걱정하던 친구가 권해 준 것이 '키쿠 키토산'이었다. '불안감을 조금이라도 해소할 수만 있다면' 하는 바람으로 일단 복용하기 시작했다.

처음에는 아무것도 생각하지 않고 그냥 하루 60알씩을 매일매일 복용했다. 그러자 컨디션이 조금씩 좋아지기 시작했다. 몸 상태가 좋아지자 신기하게 마음도 편안해졌다. 미소를 되찾은 와다 씨는 '암은 내 몸에 생긴 것이다. 내 몸의 일부인데 그렇게 나쁜 것일 리가 없다'고 긍정적으로 생각하기로 했다. 와다 씨는 평소와 달리 강경하게 수술을 연기해 달라고 요청했다.

'이렇게 된 이상 서두르지 말자. 키쿠 키토산과 나 자신만을 의지하자.' 와다 씨는 마음을 새롭게 다잡고 매일 50~60알씩 한 달간 계속 복용했다.

그 뒤 검사에서 직장의 암이 작아졌다는 결과가 나왔다. 주치의가 놀란 얼굴로 "무슨 특별한 치료법이라도 있습니까?"라고 물었다. 키쿠 키토산을 복용하고 있다는 대답에 주치의는 고개를 끄덕이며 "대학 등에서의 기초 연구를 통해 암에 효과적이라는 사실이 보고되고 있습니다. 자궁암도 커지지 않았고, 대장암은 확실히 작아졌으니 서둘러 수술하는 것이 좋겠습니다"라며 재차 수술을 권했다. 이번에는 수술을 받기로 했다. 그러나 신문이나 TV 등을 통해 항암제가 문제되고 있다는 것을 알았기 때문에 항암제는 거부하기로 했다. 수술은 성공적으로 끝났고, 이후에도 키쿠 키토산을 하루 30알씩 계속 복용했다. 수술 후 경과가 매우 좋아 2주 뒤에는 퇴원할 수 있었다. 1년이 지난 최근 검사에서도 재발과 전이는 없었다.

"키쿠 키토산을 만난 덕분에 부작용이 심한 항암제를 쓰지 않고도 암이 완치되었어요. 제 선택이 틀리지 않았습니다." 와다 씨를 살린 것은 어쩌면 이런 긍정적 사고였을지도 모른다.

3) 3개월 시한부 선고를 받았지만 지금까지 건강하다(난소암)

다카기 유키에(高木幸枝) 씨(가나가와 현 / 48세 / 주부)

다카기 씨가 난소암이라는 진단을 받은 것은 2013년 9월. 10월에는 난소 적출 수술을 받았다. 그 뒤 항암제를 8회나 투여했으나 별 효과가 없었고, 급기야 12월 말에는 3개월 시한부 선고를 받고 집에서 요양하는 처지가 되었다. 항암제의 부작용으로 식욕이 없어진 데다 고형물은 전혀 먹을 수가 없었고, 발열이 계속되었다. 퇴원 후 다카기 씨는 몸에 좋다는 여러 종류의 건강 식품을 구입해 복용했다. 그중에서도 최종적으로 자신에게 잘 맞는다고 느낀 것이 바로 '키쿠 키토산'이었다.

하루 40알의 키쿠 키토산을 잘게 부숴 물에 녹인 다음 죽이나 채소 수프에 섞어 먹었다. 호전 반응이라 할 만한 증상은 전혀 나타나지 않

|그림7| 자궁경부암의 병기

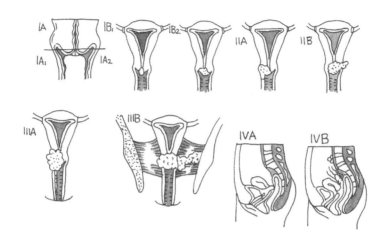

|그림8| 자궁경부암의 진행 조직학적 소견과 세포검사와 상관관계

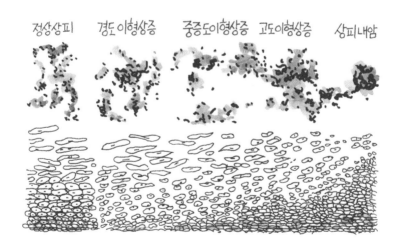

았고, 2주 뒤에는 우동도 먹을 수 있게 되었다. 그로부터 한 달이 더 지나자 달걀찜이나 찐 감자 등도 소화할 수 있게 되었다. 뿐만 아니라 예전부터 심한 두통과 요통으로 어떤 치료를 받아도 효과가 없었는데, 언제부터인가 통증이 말끔히 사라져 가벼운 운동도 즐길 수 있게 되었다. 반년이 지나면서부터는 자유롭게 걷고, 쇼핑도 하고, 집안일도 할 수 있게 되었다. 키쿠 키토산을 계속 복용한 덕분인지 몸 상태가 더할 나위 없이 좋아져 삶에도 자신감이 생겼다. 병원에서 정밀 검사를 받아 본 결과 종양 마커는 약간 높았지만 암은 어디서도 발견되지 않았다.

그 후로도 다카기 씨는 매일 30알씩의 키쿠 키토산을 지속적으로 복용하고 있다. 키쿠 키토산 외에 이렇다 할 다른 치료는 받은 적이 없는데도 금년 5월 정기 검진에서 종양 마커가 정상치로 돌아가고 아무런 이상이 없다는 결과가 나왔다.

"키쿠 키토산만 꾸준히 복용하면 5년, 10년, 아니 그 이상도 건강하게 살 수 있을 것 같아요." 3개월 시한부를 선고받았던 다카기 씨는 현재 건강하고 활기차게 생활하고 있다.

"가족들이 병을 앓기 전보다 더 젊어졌다고 하네요." 다카기 씨는 이제 완전히 미소를 되찾은 것 같다.

7.유방암

'키쿠 키토산'은 지인의 소개로 두 번째 수술 전부터 매일 하루에 40알씩 복용하고 있었다.

1) 2번의 수술로도 제거하지 못한 암이 사라졌다(유방에서 위와 대장으로 전이)

시마자키 가요코(島崎佳代子) 씨(오사카 부 / 46세 / 주부)

시마자키 씨가 유방암을 발견하게 된 계기가 된 것은 TV였다. 인기 건강 프로그램에서 유방암조기 발견 방법이 소개되고 있었던 것이다. 시마자키 씨도 아무 생각 없이 따라해 봤는데, 유방에서 응어리가 만져졌다고 한다. 설마 하면서도 마음에 걸려 내과와 산부인과가 함께 있는 근처 개인 병원에 가서 엑스레이를 찍어 봤다. 역시 유방암이라는 진단이 나왔다. 시마자키 씨는 의사가 권하는 대로 즉시 수술을 받았다. 유방을 일부 잘라 내는 수술로 무사히 끝났다. 의사도 "다른 장기로는 전이되지 않았으니 괜찮을 겁니다"라고 해서 안심했다고 한다.

그런데 6개월 뒤 정기 검진에서 위와 대장에 작은 종양이 생긴 것이 발견되었다. 암이 전이된 것이다. 그 순간 눈앞이 캄캄해졌다고 한다.

"수술이 가능하니 빨리 제거하는 것이 최선의 방법입니다"라는 의사의 말에 한 달도 안 된 4월 4일에 대장과 위 수술을 받았다. 대장은 5cm 정도, 위는 뒤쪽에 종양이 자리하고 있어 2/3 정도를 제거하는 데 그쳤다.

수술 후, 시마자키 씨는 남편과 상의하여 화학 치료를 받지 않고 경과를 지켜보기로 했다. 첫 수술 후 화학 치료를 받았으나 심한 부작용에 시달린 데다 고통을 참은 보람도 없이 유방암이 재발했기 때문이다. 의사도 "침대에 누워 있는 것보다 집에서 요양하는 편이 나을 겁니다"라고 해서 3주 만에 퇴원했다.

'키쿠 키토산'은 지인의 소개로 두 번째 수술 전부터 매일 하루에 40알씩 복용하고 있었다. 수술 전부터 몸 상태가 꽤 좋아지고 있음을 느꼈다고 한다. 수술 후에는 간호사도 놀랄 만큼 수술 부위가 빨리 아물었다. 퇴원 후 한 달 만에 상처를 거의 식별할 수 없게 되자 시마자키 씨는 새삼 키쿠 키토산의 위력을 실감했다. 이후로도 시마자키 씨는 키쿠 키토산의 효능을 믿고 매일 40알씩 복용했다. 2012년 6월에 실시한 검사에서 드디어 위 뒤쪽에 있는 암의 음영이 사라졌다. 1년 이상 키쿠 키토산이라는 방패로 암과 싸워 결국 시마자키 씨가 승리한 것이다.

"암으로 고통받고 있는 사람들에게 꼭 키쿠 키토산을 권해 드리고 싶어요."

지금은 완전히 건강을 되찾은 시마자키 씨는 자신이 직접 경험한 만큼 이렇게 힘주어 말한다.

|그림9| 키쿠 키토산으로 암을 이기다

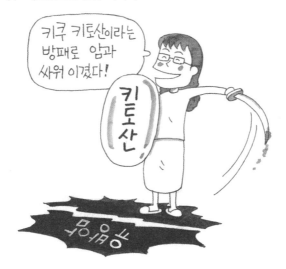

|그림9| 키쿠 키토산으로 암을 이기다

2) 3개월 만에 효과가 나타나더니 결국에는 암이 사라졌다(유방에서 폐로 전이)

아키야마 히로나오(秋山宏尚) 씨의 부인(아키다 현 / 47세 / 주부)

아키야마 씨 부인의 몸은 건강 그 자체였고, 친척 중에서도 암으로 사망한 사람은 없었다. 함께 사는 시부모님의 연세가 많은 데다 시아버지가 9년 전에 위암 수술까지 받은 터라 식단에도 꽤 신경을 쓰고 있었다. 오랫동안 음식에 신경을 쓰다 보니 영양 관련 지식도 풍부한 편이었다. 그래서 매년 마을에서 실시하는 정기 검진도 가벼운 마음으로 임했는데, 2012년 7월 놀랍게도 '유방암이 의심됨 '이라는 결과가 나온 것이다. 자각 증상이 없었던 만큼 그 충격은 이루 말할 수 없었다. 그러나 부인은 '내가 입원하면 늙으신 시부모님은 누가 보살펴 드리나' 하는 마음에 자신의 몸보다 가족이 먼저 걱정되었다고 한다.

아키야마 씨의 친구가 의사로 있는 병원에서 부인은 엑스레이와 초음파, 채혈 등의 검사를 다시 받았다. 왼쪽 유방에 종양이 있다는 결과가 나왔고, "5단계 중 2단계 정도이니 암 중기라고 할 수 있습니다"라는 의사의 설명에 서둘러 입원을 했다. 부인은 9월에 수술을 받고 왼쪽 유방을 잘라 냈다. 그런데 수술을 앞두고 받은 검사에서 폐에 작은 음영이 발견되었다. 항암제 치료를 권유받았으나 부인은 화학 요법에 의존하지 않고 자신의 힘, 즉 자연 치유력으로 어떻게든 암을 극복하고 싶다고 했다. 그러나 그 병원의 의사가 남편 친구인지라 고집을 부릴 수도 없어 한 번만 항암제 치료를 받기로 했다.

항암제를 쓰기 시작한 뒤 부작용으로 심한 구토를 하고 괴로워하는 부인을 지켜보는 아키야마 씨의 마음도 편치 않았다. 구토는 서서히 줄어들었지만 아키야마 씨는 지인에게 수소문하여 관련 서적을 탐독하며 항암제를 대신할 만한 치료법을 찾기 시작했다.

그러던 어느 날, 회사 거래처 한 분이 전에 폐암에 걸렸을 때 '키쿠 키토산'으로 암을 치료하여 지금은 복직해서 건강하게 생활하고 있다는 이야기를 듣게 되었다. 지인을 찾아가 직접 경험담을 들은 아키야마 씨는 곧바로 키쿠 키토산을 구입했다. 부인은 반신반의하면서도 키쿠 키토산을 하루 50알씩 4~5회에 걸쳐 복용하기 시작했다. 날이 갈수록 기분이 좋아지고, 전에 비해 몸도 훨씬 가벼워졌다. 부부는 상의 끝에 항암제 치료를 중단하기로 했고, 퇴원 후에도 부인은 키쿠 키토산만 복용했다.

수술한 지 3개월 뒤에 검사해 보니 폐에 있던 암 세포의 음영이 엷어졌다. 모두 키쿠 키토산 덕분이라며 아키야마 씨 부부는 뛸 듯이 기뻐했다. 그 후에도 하루도 거르지 않고 키쿠 키토산을 30알씩 복용했다. 부인은 하루가 다르게 체력이 회복되어 전처럼 피곤함을 느끼지 않게 되었다. 수술한 지 1년여가 지난 뒤에 받은 검사에서는 폐의 음영이 사라졌다.

현재 부인은 매우 건강한 상태로, 집안일도 무리 없이 해 내고 있다. 처음에 키쿠 키토산에 대해 털어놓았을 때는 미심쩍어하던 의사도 부인의 회복되는 모습을 보고 키쿠 키토산에 부쩍 관심을 갖기 시작했다고 한다.

8.인두·구강·식도암

'나에게는 키쿠 키토산이 있다.' 이렇게 되
뇌일 때마다 사쿠마 씨는 자신감과 용기가
생긴다고 한다.

1) 3주 만에 식욕을 되찾고 2달 만에 상태가 호전되었다(구강암)

사쿠마 다카코(佐久間貴子) 씨(나가노 현 / 48세 / 주부)

사쿠마 씨는 2017년에 갑상선암 수술을 받았다. 그 뒤 2019년까지
아무런 이상이 나타나지 않다가 2020년 초부터 림프샘이 붓고 입 안에
혹이 생겼다. 검사 결과, 혀 안쪽에 암이 생겼고 림프샘까지 전이되었
다는 진단이 나왔다.

사쿠마 씨의 어머니도 유방암으로 사망했다고 한다. 사쿠마 씨는
'체질이 유전된 것일까. 암은 잘 재발한다지만 어째서 나만 이런 꼴을
당해야 하는가' 하는 마음에 절망했다.

입 안의 암은 수술로 제거하고, 림프샘은 2달간 방사선 치료를 받았
다. 부작용으로 입 안에 염증이 생겼는데, 타액은 나오지 않고 고름이
차서 입에서 늘 악취가 났다. 미열이 계속되고 식욕도 없어져 주스로
겨우 연명했다. 빈혈까지 심해져 걷기도 힘들어졌다. 고통스러운 나날

이 계속되었다.

그러던 중 지푸라기라도 잡는 심정으로 병원 약과는 별도로 '키쿠 키토산'을 복용하기 시작했다. 그대로 삼키기 힘들어 하루 10알씩 물에 녹여 이온 음료에 섞어 마셨다. 열흘 정도 지나자 입 안의 염증이 말끔히 사라지고, 식욕도 돌아왔다. 희망을 갖게 된 사쿠마 씨는 키쿠 키토산복용량을 하루 30알로 늘렸다. 두 달 뒤에는 미열이 가라앉고 일반식을 먹을 수 있게 되었다. 골칫거리였던 빈혈도 없어졌다.

건강을 되찾은 사쿠마 씨는 현재 집안일을 하면서 평범하게 생활하고 있다. 매년 여름이면 더위로 힘들었는데, 올해는 기분 좋게 여름을 났다고 한다. 얼마 전 CT 검사에서 입 속과 림프샘의 암이 완치되었다는 진단이 나왔다. "재발도 전이도 없고 몸 상태는 매우 양호합니다"라는 의사의 말에 드디어 사쿠마 씨의 마음속에서 암에 대한 공포가 사라졌다.

'나에게는 키쿠 키토산이 있다.' 이렇게 매일 때마다 새그러 씨는 자신감과 용기가 생긴다고 한다. 재발 방지와 건강 유지를 위해 키쿠 키토산을 하루 20알씩 앞으로도 계속 복용할 예정이다.

2) 힘든 투병 생활을 이겨내고 직장에 복귀했다(식도암)

나카니시 요시에(中西良江) 씨(이바라키 현 / 49세 / 백화점 근무)

나카니시 씨는 어느 날 가슴에 심한 통증을 느껴 위 내시경 검사를 받았다. 검사 결과 식도에 종양이 있다며 수술을 받아야 한다고 했다.

원래 허약한 체질이었던 나카니시 씨는 지난 10년간 췌장이 약해져 통원 치료를 받고 있었다. 오랫동안 병원에 다니다 보니 암 환자나 그 가족과 이야기를 나눌 기회가 많았고, 귀동냥이기는 해도 암에 관한 약간의 지식을 갖고 있었다. 그래서 의사가 병명과 병상을 밝히지 않았어도 말기 암임을 직감했다고 한다.

며칠 뒤, 수술을 받기 위해 입원했다. 많은 지인과 동료가 걱정하며 문병을 와 줬는데, 그 중 한 사람이 가져온 것이 '키쿠 키토산'이었다고 한다. 나카니시 씨는 수술하기 전부터 키쿠 키토산을 하루 40알씩 4회에 나누어 키토산을 복용했다. 막상 절개해 보니 예상했던 것보다 흉부의 유착이 심해서 무려 6시간에 걸친 대수술을 받았다. 수술 후 보름 간은 침상에 누워 지내며 물도 마시지 못하고 장에 구멍을 뚫어 영양을 공급했다.

식사를 할 수 있게 되자 나카니시 씨는 키쿠 키토산 복용을 재개했다. 2주 뒤, 수술 부위의 통증이 사라지고 왠지 모를 의욕이 샘솟았다고 한다. 호전 반응으로 등과 손발에 가려움증이 생겼지만 4일 뒤에 말끔히 사라졌고, 식욕도 돌아왔다. 이렇게 순조롭게 회복되어 나카니시 씨는 마침내 5개월간의 투병 생활을 마치고 건강한 모습으로 퇴원할 수 있었다.

집에서는 하루 5~6회 소식(小食)을 하면서 식후에는 키쿠 키토산을 꼭 챙겨 먹었다. 재발과 전이에 대한 불안감 때문에 1년 이상 키쿠 키토산을 1회에 5알씩 하루 6회 계속 복용했다.

수술한 지 1년이 지난 현재, 3개월에 한 번씩 받는 정기 검진 결과도 이상이 없고, 재발과 전이의 징후도 전혀 나타나지 않고 있다. 직장에 복귀한 나카니시 씨는 지금도 매일 30알씩 키쿠 키토산을 복용하면서 건강하게 생활하고 있다.

|그림10| 키쿠 키토산으로 재발, 전이방지

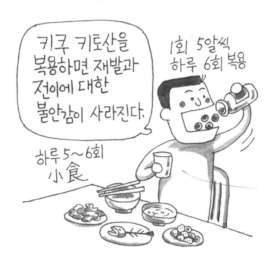

9.악성 림프종

키쿠 키토산을 1회 10알씩 식후 3회, 오후 3시, 취침 전 총 5회에 걸쳐 50알 복용 시작.

1) 수술이 불가능했던 악성 종양이 작아졌다

아오모리 현 / 62세 / 남성

[경위]

- 2017년 2월 : 림프종이 등의 동맥에 유착하여 수술 불가능. 진행성 암. 항암제 투여. 딸이 사다 준 관련 서적을 통해 알게 된 '키쿠 키토산' 복용 시작.

- 2017년 2월 28일 : 자각 증상으로 약간 통증 있음. 입원. 키쿠 키토산을 1회 10알씩 식후 3회, 오후 3시, 취침 전 총 5회에 걸쳐 50알 복용 시작.

- 2017년 3월 7일 : 항암제 투여. 키쿠 키토산 50알 계속 복용. 부작용 없음. 식욕 되찾음.

- 2017년 3월 27일 : 항암제 계속 투여. 키쿠 키토산 50알 계속 복용. 부작용은 없으나 통증 강해짐.

- 2017년 4월 2일 : 항암제 계속 투여. 부작용 없음. 키쿠 키토산 복용 횟수를 1회 늘려 오전 10시경에 10알 더 복용함으로써 하루 총 복용량 60알.

- 2017년 4월 13일 : 항암제 계속 투여. 부작용 없음. 통증 사라짐. 키쿠 키토산 하루에 60알씩 계속 복용함.

- 2017년 5월 20일 : 항암제 계속 투여. 부작용 없음. CT 검사 결과 종양이 상당히 작아짐. 완치 가능성 대두. 키쿠 키토산 하루 60알씩 계속 복용.

2) 악성 림프종과 함께 폐의 종양까지 사라졌다(악성 림프종에서 폐로 전이)

나카무라 마사토시(中村政敏) 씨의 부인(가나가와 현 / 51세 / 주부)

나카무라 씨의 부인은 매우 밝고 사교적인 성격으로, 그때까지 병과는 인연이 없는 사람이었다고 한다. 취미는 등산으로, 지역 동아리에 가입하여 자연 속에서 산책을 즐기곤 했다. 큰 병에 걸린 적도 없고, 감기가 들어도 병원이나 약국에 가지 않고 자연 치유력에 의존했다. 건강에는 자신 있었기 때문에 정기 검진을 받아 본 적도 없었다.

그런 부인이 자신의 신체 변화에 대해 나카무라 씨에게 털어놓은 것은 2016년 6월이었다. 처음에는 양쪽 겨드랑이 밑에 직경 3.5cm 정도의 혹이 튀어나와 신경이 쓰였으나, 통증도 없고 이렇다 할 증상도 없었기 때문에 그냥 방치했다고 한다. 그런데 얼마 안 가 마치 사레들린 것처럼 조금씩 기침이 나오기 시작했다. 식욕은 전과 다름없었지만 겨드랑이 밑의 혹이 점점 커져 가는 듯했다. 덜컥 겁이 난 부인은 남편과 상의해 병원에 가 검사를 받기로 결심했다.

병원에서 혈액, 엑스레이, 초음파 등의 검사를 받은 결과 놀랍게도 림프종이라는 진단이 나왔다. 부인은 의사의 말을 듣는 순간 눈앞이 캄캄했다고 한다. 나카무라 씨도 전혀 예상치 못한 일이라 얼굴이 하얗게 질렸다. 서둘러 입원하라는 의사의 말에 부랴부랴 준비를 했다. 나카무라 씨는 동료에게 전화를 걸어 결근 사유를 말했다. 그런데 그것을 전해 들은 다른 동료가 암에 좋다면서 가져다 준 것이 바로 '키쿠 키토산' 이었다.

입원한 날부터 나카무라 씨는 동료가 권한 키쿠 키토산을 부인에게 복용하게 했다. 원래 약이라면 질색했던 부인도 그때만큼은 남편의 권유를 순순히 받아들여 식후 10알씩 3~4회에 나눠 복용했다.

일주일 후 검사에서는 양쪽 폐까지 전이된 것을 확인하였다. 그런데 양쪽 겨드랑이의 림프종은 크기가 작아져 있었다. 잦은기침은 여전했지만 상태가 악화된 것처럼 보이지는 않았다. 그로부터 보름 뒤에 받은 검사에서는 림프종이 거의 사라져 있었다. 그러나 폐에 있는 5~15mm의 종양 3개에는 큰 변화가 없었다. 그래도 기침이 잦아들고, 부인도 기분이 좋다는 말을 자주 입에 담는 것을 보고 나카무라 씨는 완치에 대한 자신감이 솟았다고 한다.

8월 26일, 림프종이 완전히 사라졌다. 폐에 있던 가장 작은 종양도 없어졌다. 하지만 남은 2개는 큰 변화가 없는 상태였다. 백혈구 수치도 거의 정상으로 돌아왔다. 의사에게는 키쿠 키토산 복용 사실을 비밀로 했기 때문에 하루가 다르게 회복되어 가는 부인의 모습을 보며 의사는 그저 고개를 갸웃거릴 뿐이었다. 그 후로도 반년간 키쿠 키토산을 하루 30~40알씩 계속 복용한 결과 드디어 폐에 있던 종양도 자취를 감췄다.

"키쿠 키토산으로 암과 싸우면 전혀 두렵지 않아요. 반드시 나을 수 있다는 믿음을 갖는 것이 가장 중요합니다." 암과 투병하는 다른 환자들을 향한 나카무라 씨 부부의 메시지다.

3) 항암제의 극심한 부작용이 사라졌다

마츠이 구니오(松井國男) 씨(이와테 현 / 58세 / 농업)

우리는 보통 어깨나 목 근육이 뭉쳤을 때 손으로 직접 문질러서 풀어 준다. 마츠이 씨의 경우는 목덜미의 경미한 통증이었다. 2014년 3월, 그 부분을 마사지하다가 꽤 큰 응어리를 발견했다. 불안해진 마츠이 씨는 병원에 가 검사를 받았고, '악성 림프종'이라는 결과가 나왔다. 수술이 불가능한 상태라 결국 항암제로 치료하기로 했다.

입원 후 첫 항암제 투여는 무려 5시간이나 걸렸다. 그로부터 2주가 지났지만 발열과 구토 등 부작용이 심했고, 식욕도 완전히 사라졌다. 3주 후에 주입한 두 번째 항암제의 부작용은 훨씬 심했다. 식사도 할 수 없었고, 머리카락이 빠지기 시작했으며, 다리가 저려 걸을 수도 없었다. 순식간에 체중이 10kg이나 빠졌다.

　마츠이 씨는 '이대로 항암제 치료를 계속하면 암이 아니라 약의 부작용 때문에 죽을지도 모른다' 는 공포감마저 들었다고 한다. 그때, 마츠이 씨의 고통스러워하는 모습을 보며 애태우던 부인이 항암제의 부작용을 억제해 주는 효과가 있다는 말을 듣고 '키쿠 키토산' 을 구입해 왔다. 건강 식품은 모두 '엉터리' 라는 생각을 갖고 있던 마츠이 씨였지만 고집부릴 상황이 아니었다. 부작용의 고통에서 조금이라도 벗어나고 싶다는 일념으로 일단 복용하기 시작했다. 죽도 넘기기 힘든 상태였기 때문에 처음에는 키쿠 키토산을 하루 20알도 겨우 복용했다. 효과는 금세 나타났다. 복용한 지 일주일 만에 죽을 먹을 수 있고 걸어다닐 수도 있게 된 것이다. 이렇게 키쿠 키토산의 효능을 체험한 마츠이 씨는 곧바로 20알에서 50알로 복용량을 늘렸다. 그러자 얼마 지나지 않아 일반식을 섭취할 수 있고, 숙면을 취할 수 있게 되었다. 체중도 조금씩 늘기 시작했다. 시간이 지날수록 항암제의 부작용도 거짓말처럼 사라지고, 몸 상태도 이전과 비교할 수 없을 정도로 좋아졌다. 백혈구 수치가 갑자기 높아진 것을 보고 의사도 고개를 갸웃거렸다고 한다.

　세 번째 항암제를 주입하기 전날, 마츠이 씨는 키쿠 키토산을 80알 복용했다. 다음 날 7시간에 걸쳐 항암제를 투여받았지만 이전과 달리 구토도 하지 않고 바로 집에 돌아온 마츠이 씨의 모습에 가족들도 깜짝 놀랐다고 한다. 식사도 평소처럼 할 수 있고, 약간 피로한 것 외에는 전과 같은 심한 부작용도 전혀 나타나지 않았다.

2주 후 검사에서는 악성 종양의 크기가 절반으로 줄어 있었다. "항암제가 상당히 잘 듣는데, 몸 상태도 좋은 것 같으니 2주에 1회 투여하는 게 어떻습니까?"라고 의사가 항암제 투여 간격을 줄여 보자고 제안했다. 이후 키쿠 키토산을 계속 복용하면서 두 달간 총 4회에 걸쳐 항암제를 투여했으나 역시 부작용에 의한 고통은 없었다.

9월 검사에서는 놀랍게도 종양이 흔적도 없이 사라져 버렸다. "기적이라고 할 수밖에 없습니다. 모두 키쿠 키토산 덕분입니다"라고 마츠이 씨는 말한다. 마츠이 씨는 지금도 재발과 전이 예방을 위해 키쿠 키토산을 하루 20알씩 4회에 걸쳐 매일 복용하고 있다.

4) 통원 치료로 암을 치료한 남편! 직장에 복귀했다

아오키 기쿠코(靑木喜久子) 씨(미에 현 / 45세 / 주부)의 남편

택시 운전기사로 바쁘게 살던 아오키 씨의 남편은 악성 림프종이 발견되기 2년 전부터 허리가 아프다고 말하곤 했다. 하루 종일 앉아 있는 직업인지라 직업병이라고 단정한 남편은 통증을 참으며 병원에 가지 않았다.

2015년 11월, 남편은 갑작스럽게 심한 통증으로 병원에 실려 갔다. 검사 결과 척골에 응어리가 있다는 진단이 나왔고, 대학 병원에 가 정밀 검사를 받아 보라는 권유를 받았다. 정밀 검사 후, 의사는 "악성 림프종으로, 이미 전신에 퍼져 있습니다. 척골에 2~3cm 되는 종양이 5~6개 있고, 수술도 불가능한 말기 상태입니다. 앞으로 길어야 3개월

입니다"라고 말했다. 지금까지 건강하던 남편이 3개월밖에 살지 못한다는 말을 도저히 믿을 수가 없었다.

남편은 입원해서 항암제 치료를 받았다. 환부의 통증은 마취 성분이 들어간 진통제를 복용함으로써 억제했지만 항암제 치료를 받은 지 한 달이 지나자 식사도 제대로 할 수 없게 되었다. 남편의 몸이 점점 쇠약해지고, 급속히 생기를 잃어 가는 모습을 지켜보면서 아오키 씨의 마음은 찢어질 듯 아팠다. 진통제 양이 너무 많았던지 얼굴에서 핏기가 사라지며 혼수 상태에 빠진 적도 있었다.

'이제는 틀렸다. 더 이상 남편을 힘들게 해서는 안 된다' 고 마음을 정리한 아오키 씨는 조금 약한 항암제로 바꿨다. 그리고 설날이라도 집에서 가족과 함께 보내고 싶은 마음에 통원 치료를 하기로 결정하고 연말에 퇴원했다. 남편이 집에 돌아오자마자 아오키 씨는 지인에게 들은 정보를 토대로 '키쿠 키토산' 과 콘드로이친을 복용하게 했다. 처음에는 하루에 키쿠 키토산 20알, 콘드로이친 5알의 비율로 복용했다.

설을 쇠고 일주일 정도 지났을 때 남편의 통증이 완화되고, 식욕이 조금씩 돌아오기 시작했다. 아오키 씨는 남편의 얼굴에 서서히 생기가 도는 것을 느꼈다. 지금까지의 공포와 낙담, 고통의 표정이 사라지고 암과 정면 승부를 해 보겠다는 기백 같은 것도 느껴졌다. 아오키 씨는 기쁜 마음에 다 나으면 함께 해외 여행을 가자며 남편을 격려했다. 일단 완치에 대한 희망이 생기자 입원했을 때처럼 암에 대한 공포를 입에 담는 일이 적어지고, 밤에도 숙면을 취할 수 있게 되었다고 한다.

항암제 치료는 통원 형태로 재개하고, 그와 병행하여 하루에 복용하는 키쿠 키토산의 양을 50알로, 콘드로이친은 10알로 늘렸다. 키쿠 키토산이 항암제의 부작용을 억제한다는 것을 알고 있던 아오키 씨는 항암제 치료를 받기 전날과 당일에는 평소보다 20알이 더 많은 70알을 복용하게 했다. 그러자 남편을 그토록 힘들게 하던 항암제의 부작용이 전혀 나타나지 않았다.

아오키 씨는 하루하루 건강해지는 남편을 보며 키쿠 키토산만 있으면 완치될 수 있다는 확신을 갖게 되었다고 한다. 두 달, 세 달이 지나면서 남편의 눈에 총기가 생겨 더이상 환자처럼 보이지 않았다. 물론 가족들도 모두 미소를 되찾았다.

5월이 되자 항암제와 진통제를 중단해도 환부 통증을 견딜 수 있게 되었다. 430까지 올라갔던 종양 마커도 정상치에 가까워졌다. 그러자 의사의 입에서 "무리하지만 않는다면 일을 다시 시작해도 좋습니다"라는 허락이 떨어졌다. 남편은 매우 기뻐하며 처음에는 근무 시간을 단축하여 일하다가 지난 1년간은 검사 받는 날을 제외하고는 건강한 사람과 똑같이 활기차게 일하고 있다. 종양 마커는 정상치를 유지하고 있으며, 전이와 재발 방지를 위해 키쿠 키토산을 계속 복용하고 있다.

10.전립선암

키쿠 키토산을 하루 50알씩 5회에 나누어 복용 시작.

1) 종양이 놀랄 만큼 빨리 작아졌다

히로시마 현 / 46세 / 남성

[경위]

• 2012년 5월 : 보행 곤란·혈뇨·허리 통증. 방사선과 항암제 치료 시작. 부작용 심함(구토와 식욕 부진). 위암을 극복한 지인이 '키쿠 키토산'을 가져다 줌. 키쿠 키토산을 하루 50알씩 5회에 나누어 복용 시작. 의사가 당분간은 퇴원할 수 없다고 함. 죽음의 공포로 잠을 이루지 못함.

• 2012년 6월 : 발열, 구토 등 키쿠 키토산의 호전 반응으로 생각되는 증상 나타남. 호전 반응이 완화되며 활기를 되찾음. 마음이 편안해져 숙면을 취할 수 있게 됨. 부작용 완화. 키쿠 키토산을 하루 50알씩 계속 복용함.

• 2012년 7월 : 방사선 치료 종료. 항암제 치료는 그대로 계속. MRI

검사 결과 종양이 놀랄 만큼 작아졌다고 판명. 의사는 종양 마커 수치도 감소했다고 설명. "항암제와 방사선의 효과가 이렇게 클 줄 몰랐다"고 소감을 피력했으나 내심 키쿠 키토산의 효능 확신.

퇴원 후 2012년에 직장에 복귀. 키쿠 키토산을 하루 60알씩 계속 복용 중.

------

2) 의사의 예상을 뒤엎고 스스로 걸을 수 있게 되었다(척골 등에 전이)

유하라 고지(湯原光二) 씨(도쿄 도 / 58세 / 주점 경영)

부인, 아들 부부와 함께 주점을 경영하던 유하라 씨. 가끔 허리 통증을 느꼈지만 직업상 무거운 짐을 많이 나르는 터라 직업병일 것이라 여겨 가볍게 치부했다고 한다. 6개월 전부터는 마사지나 지압 등을 받으러 다니기도 했다.

그러던 2013년 2월, 등과 허리에 심한 통증으로 구급차로 병원에 실려 갔다. 통증이 워낙 심해서 어떻게 병원에 도착했는지 전혀 기억나지 않는다고 한다. 검사 결과 전립선암으로 판명되었다. 이미 골반과 척추까지 전이된 상태로, 그 때문에 신경이 압박을 받아 하반신이 저리고 심한 통증이 찾아온 것이었다.

우선 척추의 암 3개 중 가운데 것을 수술하기로 했다. 종양 주변의 뼈를 깎아 내고 세포를 제거해 눌린 신경을 바로잡아 주는 큰 수술이었다. 이 수술로 통증과 마비 증상은 어느 정도 완화되었지만 주치의는

"암이 남아 있으므로 다시 통증이 심해질 것이고, 걷기도 힘들어질 겁니다"라고 했다. 걷지 못하게 될 수도 있다니, 상상도 못한 일이었다. 유하라 씨는 상당한 충격을 받았다.

어느 날, 한 친구가 '키쿠 키토산'에 대한 책과 제품을 가지고 문병을 왔다. "키쿠 키토산이 암에 매우 좋다고 하는데, 한번 복용해 보는게 어떤가?"

친구의 권유에 유하라 씨는 그날부터 키쿠 키토산을 하루 50~80알 정도를 복용하기 시작했다. 결과는 놀라울 뿐이었다. 수술 후 8,000까지 올라갔던 종양 마커가 키쿠 키토산을 복용하기 시작하면서부터 7,000 → 6,000 → 5,000으로 검사할 때마다 큰 폭으로 내려간 것이다. 10개월간의 입원 생활을 마치고 퇴원 허가가 나왔을 때는 종양 마커가 정상치에 가까워져 있었다. 그뿐만 아니라 걷지 못하게 될지도 모른다는 의사의 예상을 뒤엎고 코르셋(corset)을 장착하면 혼자서 걸을 수도 있게 되었다. 걷고 싶다는 일념으로 필사적인 재활 훈련을 한 덕분이었다.

현재 완전히 건강을 되찾은 유하라 씨는 다시 일을 시작했고, 힘쓰는 일은 가능하면 삼가고 있다. 수술한 지 3년이 지난 지금 재발 징후도 전혀 없다. 항암제와 방사선 치료에 의존하지 않고 키쿠 키토산을 중심으로 콘드로이틴과 프로폴리스 등의 건강 식품만을 복용하면서 암 성장을 억제하고 있다.

|그림11| 전립선의 위치

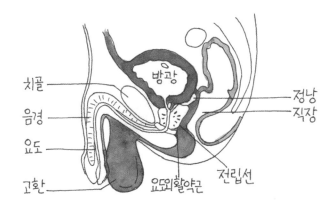

|그림12| 키쿠 키토산을 중심으로 건강 식품 만으로 암 성장 억제

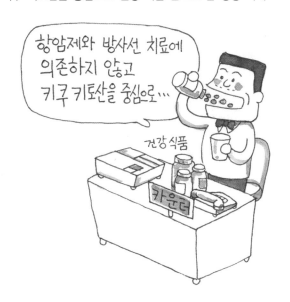

11.뇌종양

식후 7알씩, 하루 3회 총 21알로 키쿠 키토산 복용량 늘림. 본인 스스로 챙겨서 복용. 머리카락이 많이 자람. 방사선 치료 계속.

1) 열 살짜리 소년이 심한 부작용을 견뎌 내고 복학했다

히로시마 현 / 10세 / 남성

[경위]

- 2013년 11월 : 수술 실시. 식사를 못함. 물은 마실 수 있음. 방사선 치료 받음. 부작용으로 머리카락이 전부 빠지고 식욕 저하. 책을 통해 '키쿠 키토산'에 대해 알게 된 부친이 완치를 기대하며 복용하게 함.

- 2013년 12월 : 물 100㎖에 키쿠 키토산 10알을 녹여 몇 차례에 나누어 복용하기 시작. 처음에는 토했지만 마시고 토하는 과정을 반복하면서 10일 뒤에는 물에 녹이지 않고도 복용 가능. 이후에는 식후 5알씩, 하루 3회 키쿠 키토산 복용. 이 무렵부터 병원식도 반 정도 먹을 수 있게 됨. 방사선 치료 계속 받음.

- 2014년 1월 : 상당히 건강해지고 식사도 남김없이 할 수 있게 됨.

식후 7알씩, 하루 3회 총 21알로 키쿠 키토산 복용량 늘림. 본인 스스로 챙겨서 복용. 머리카락이 많이 자람. 방사선 치료 계속.

- 2014년 3월 : 퇴원. 방사선 치료 종료. MRI 검사 결과 5mm로 종양 축소. 집에서 혼자 걸을 수 있을 정도로 회복. 식후 3회 10알씩 총 30알로 키쿠 키토산 복용량 늘림. 스스로 복용.

- 2014년 4월 : 의사도 놀랄 만큼 회복 속도가 빠름. 2학기(9월)부터 등교하기로 결정.

현재도 키쿠 키토산을 매일 30알씩 복용하고 있음.

2) 항암제와 병용함으로써 아이의 뇌종양이 사라졌다

마츠이 세이지(松井淸二) 씨의 아들(미야자키 현 / 4세)

마츠이 씨가 아들의 행동이 이상하다고 느낀 것은 아이가 두 돌을 앞둔 무렵이었다. 걸으려고 일어설 때마다 평형 감각을 잃고 픽 쓰러지는가 하면, 앞에서 어서 오라고 손을 벌려도 뒷걸음질을 치곤 했다. 음식을 줘도 토하는 일이 잦아지자 심각성을 느낀 마츠이 씨는 아이를 데리고 병원에 갔다. 검사 결과 뇌에 종양이 있다는 진단이 나왔다.

"두 살밖에 안 된 어린아이가 뇌종양이라니……!"

마츠이 씨는 의사의 말을 믿을 수가 없었다. 마츠이 씨 부부는 어떻게든 아이를 살리고 싶은 마음에 주치의를 졸라 현대 의학으로 가능한 모든 치료법에 대해 설명을 들었다. 그러나 확실히 낫는다고 보장할 수 있는 치료법은 아무것도 없었다. 일단은 2개의 종양 가운데 큰 것부터 방사선 치료를 하기로 했다.

마츠이 씨가 암을 물리칠 만한 다른 방법이 없는지 필사적으로 알아보고 있는데, 마침 마츠이 씨의 어머니가 암에 효능이 좋다는 말을 듣고 '키쿠 키토산'을 구해 왔다. 할 수 있는 일은 무엇이든 해 보자는 생각에 즉시 하루에 10~20알을 갈아 이유식이나 우유에 섞어 복용하게 했다. 그로부터 한 달 뒤, 검사를 받아 보니 놀랍게도 작은 쪽 종양이 사라져 버렸다. 검사 결과를 듣는 순간 마츠이 씨는 뭐라 표현할 수 없는 감동이 벅차오르는 것을 느꼈다. '아들의 암은 꼭 완치된다!'

희망은 확신으로 바뀌었고, 항암제와 함께 키쿠 키토산을 계속 복용하게 했다. 두 달 후 정기 검사 결과 크기가 큰 쪽의 종양도 거의 사라졌다는 진단이 나왔다. 마츠이 씨 부부는 뛸 듯이 기뻤다. 그 후로도 1년간 마츠이 씨는 키쿠 키토산을 하느님으로 생각하고 매일 10~15알씩 계속 복용하게 했다고 한다. 최근에 실시한 검사에서는 '재발 소견이 발견되지 않는다'는 결과를 들을 수 있었다.

지금 마츠이 씨의 아들은 '이 아이가 정말 암에 걸렸었나?' 하는 의문이 들 정도로 활기차게 온 집안을 뛰어다니고 있다고 한다.

3) 어린 아들에게 재발한 뇌종양이 완치되었다

나카야마 마사히로(中山正浩) 씨의 아들(도쿄 도 / 3세)

젖을 물려도 몸이 축 늘어진 채 잘 빨려고 하지 않았다. 나카야마 씨의 부인이 아들의 이상 증세를 알아챈 것은 2012년 10월이었다. 서둘러 자주 다니던 병원에 가서 검사를 받은 결과 소아암, 그것도 뇌종양이라는 진단이 나왔다.

태어난 지 얼마 되지 않은 아들이 뇌종양에 걸렸다는 말에 나카야마 씨는 '머리를 세게 얻어맞은 것 같은 충격을 받았다'고 한다. 부인은 다리의 힘이 풀려 그 자리에 주저앉아 버렸다. "이미 뇌에 물이 차 있어 신경 장애도 일어난 상태입니다"라는 말에 다음 날 입원하자마자 수술을 받았다.

수술 후 항암제 치료를 시작했지만 부작용 때문인지 먹기만 하면 다 토해 냈다. 나카야마 씨는 어린 아들의 모습이 애처로워 견디기 힘들었지만, 항암제의 효과라 생각하며 스스로를 다독였다. 그러나 그로부터 두 달 뒤에 검사해 보니 아직 크기는 작지만 뇌종양이 재발해 있었다. 나카야마 씨 부부는 어찌해야 좋을지 몰라 넋이 나갈 정도였다. 하지만 어린 생명이 꺼져 가는 것을 지켜보고만 있을 수는 없었다. 그렇게 부부가 암에 좋다는 것을 백방으로 찾아다니다가 만나게 된 것이 '키쿠 키토산'이었다.

키쿠 키토산을 1회 3알씩 가루로 만들어 하루 3~4회 우유 등에 타서 복용하게 했다. 키쿠 키토산을 복용한 지 한 달간 4회의 방사선 치료를 받았으나 부작용이 거의 나타나지 않았다. 그 효능에 놀란 나카야마 씨는 같은 방법으로 키쿠 키토산을 어린 아들에게 계속 복용하게 했다. 그 뒤에도 항암제를 투여했으나 역시 이전과 같은 부작용은 전혀 없었다. 오히려 전에 비해 몰라볼 만큼 건강해지고 식욕도 돌아온 것 같았다.

　2013년 4월 검진에서는 뇌의 종양이 소강 상태를 유지하며 안정되었다는 결과가 나왔다. 식욕도 왕성하고 몸 상태도 좋아 보이자 항암제 투여를 중단하고 방사선 치료만 받기로 했다. 키쿠 키토산은 하루 20~25알씩 우유 등에 타서 계속 복용하게 했다.

　10월이 되자 드디어 아들의 뇌종양이 사라졌다. 수십 차례 방사선 치료를 받았으나 부작용도 나타나지 않았다. 기적처럼 회복한 아들의 모습을 보며 나카야마 씨 부부는 기쁨의 눈물을 흘렸다.

　지금 나카야마 씨의 아들은 아무런 후유증 없이 다른 아이들처럼 평범하게 자라고 있다. 키쿠 키토산의 떫은맛이 좋아졌는지 하루 3알씩은 스스로 챙겨서 깨물어 먹는다고 한다.

|그림13| 뇌종양의 증상

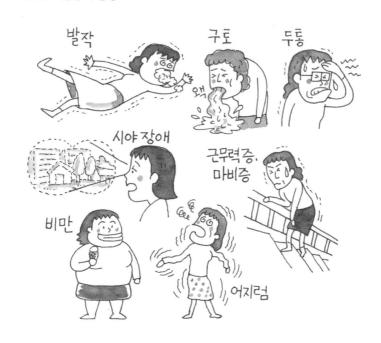

12.방광·대장암 외

재발 방지와 항암제 부작용을 줄이기 위해 키쿠 키토산을 1회 10알씩 식후 3회, 오후 3시, 취침 전 총 5회에 걸쳐 50알씩 복용 시작.

1) 항암제의 심한 부작용을 견뎌 냈다(방광암)

도쿄도 / 36세 / 여성

[경위]

- 2015년 3월 : 수술 성공. 재발 방지를 위해 항암제 투여. 지인의 소개로 '키쿠 키토산' 을 알게 됨.

- 2015년 3월 31일 : 항암제 부작용이 심해 식사를 할 수 없음. 재발 방지와 항암제 부작용을 줄이기 위해 키쿠 키토산을 1회 10알씩 식후 3회, 오후 3시, 취침 전 총 5회에 걸쳐 50알씩 복용 시작.

- 2015년 4월 6일 : 항암제 부작용 사라지고 식욕 되찾음. 위의 더부룩함, 변비 등의 증상이 나타나지 않고 컨디션 좋아짐.

- 2015년 5월 8일 : MRI 검사 결과 이상 없음. 항암제 투여 종료. 키쿠 키토산 하루 50알씩 계속 복용.

- 2015년 7월 30일 : MRI 검사 결과 이상 없음. 키쿠 키토산을 1회

10알씩 식후 3회에 걸쳐 총 30알로 줄여 계속 복용 중.

2) 수술 후 항암제 부작용이 사라졌다(방광암)

하가 요코(芳賀洋子) 씨의 오빠(아키다 현 / 66세 / 무직)

하가 씨의 오빠가 혈뇨 때문에 병원에 간 것은 2013년 여름이었다. 검사 결과 방광 표면에 암 세포가 자라고 있었지만 다행히 의사는 "전이되지 않은 상태이므로 표면의 암 세포만 제거하면 괜찮을 겁니다"라고 진단했다.

오빠는 9월에 암 세포 제거 수술을 받고 두 달간 입원했다가 11월에 퇴원했다. 그러나 수술 후 항암제를 계속 투여했기 때문에 백혈구가 급격히 감소하여 늘 피곤하고 식욕도 없어졌다. 집에만 있으면 체력이 회복되기 어려우니 산책이라도 하라고 하가 씨는 오빠를 재촉했다. 그러나 겨우 10분 정도 집 근처를 걷기만 해도 녹초가 되어 버려 결국 누워 자거나 TV를 보며 시간을 보내기 시작했다. 항암제의 부작용으로 기력이 극도로 떨어진 것이었다.

무기력한 나날을 보내면서 갈수록 쇠약해지는 자신의 모습에 불안을 느낀 오빠가 "부작용을 줄이고 기력 회복에 좋은 것이 없을까"를 하가 씨에게 물었다. 오빠를 위해 백방으로 수소문하여 알아본 끝에 하가 씨가 선택한 것은 '키쿠 키토산'이었다. 오빠는 키토산에 대해 전혀 아는 바가 없었지만 하가 씨를 믿고 키쿠 키토산을 하루 3회, 1회 10알씩 복용하기로 했다.

처음에는 위화감 때문에 복용하기가 쉽지 않았지만 며칠이 지나자 그런 거북함도 사라졌다. 키쿠 키토산을 복용하고 얼마 지나지 않아 오빠는 식욕이 왕성해져 다른 가족들과 함께 식사를 할 수 있게 되었다. 호전 반응으로 손발이 약간 저리긴 했지만 참을 수 있을 정도였다.

한 달 뒤에는 30분 정도 근처를 산책해도 피곤함을 느끼지 않았다. 자연을 접하면서 무기력감이 사라졌고, 규칙적으로 운동을 해서 그런지 밤에도 푹 잘 수 있었다. 하가 씨를 비롯한 가족들도 오빠의 웃는 얼굴을 자주 볼 수 있게 되었다.

키쿠 키토산을 복용한 지 6개월이 지났을 때 검사해 본 결과 백혈구는 정상 수준으로 회복되어 있었고, 다른 이상도 없었다. 오빠는 병을 앓기 전보다 건강해져 하루하루 활기차게 생활하고 있다. 지금은 키쿠 키토산 복용량을 하루 15알로 줄였으나 앞으로도 꾸준히 복용할 생각이라고 한다.

3) 항암제 부작용도 없이 3개월 만에 암이 완치되었다(담낭암)

핫토리 시게루(服部茂) 씨(도쿄 도 / 41세 / 유통 회사 근무)

핫토리 씨는 매우 사교적인 사람으로, 전형적인 '샐러리맨'이었다. 동료끼리 회식을 하거나 거래처와의 친목회 등에는 꼭 얼굴을 내밀어 분위기를 주도하곤 했다. 고기를 좋아하며, 술과 담배도 즐겼다. 독신인 데다 일이 바빠 식생활은 늘 엉망이었다. 1년 전부터는 계단을 오를 때마다 숨이 가쁘고 요통도 심하며 쉽게 피곤을 느꼈다고 한다.

병원에서 처방해 준 약을 먹어도 별 효과가 없었다. 이제 사십 줄에 들어섰으니 나이 탓이라고 생각했지만 아무래도 몸 상태가 심상치 않아 가까운 병원에 가 정밀 검사를 받았다. 그 결과, 담낭에서 1cm 정도의 암이 발견되었다. 의사는 종양의 크기가 작으니 4개월간 항암제 치료를 해 보고 그 경과를 보아 판단하자고 했다. 아무리 크기가 작다고 해도 암은 암이었다. 핫토리 씨는 큰 충격을 받았다. 눈앞이 캄캄해져 완치될 수 있는 거냐고 거듭해서 물어도 의사는 확답을 주지 않았다.

불안한 나날을 보내던 핫토리 씨에게 한 친구가 '키쿠 키토산'을 소개해 주었다. 불안한 마음을 없애기 위해 핫토리 씨는 하루 총 60알을 6회에 나누어 복용하면서 항암제 치료를 받기로 했다. 또한 의사의 지시에 따라 지금까지의 생활 습관을 개선했다. 먼저 술과 담배를 완전히 끊고 채소와 콩류, 해조류, 어패류 등을 골고루 섭취하려고 노력했다. 그리고 매일 항암제와 키쿠 키토산을 함께 복용하면서 병원에서는 정기 검진만 받았다. 걱정했던 부작용은 전혀 나타나지 않았기 때문에 치료하는 동안 출근도 할 수 있었다.

한 달이 지나자 아침에 눈도 잘 떠지고, 쉽게 지치지도 않았다. 병원에 가 검사해 보니 담낭의 암이 작아졌고, 안정된 상태라는 결과가 나왔다. 치료 효과가 나타나고 있다고 생각하니 마음도 편안해졌다. 핫토리 씨는 이때부터 암과 싸워 이길 수 있다는 자신감을 갖게 되었다고 한다. 그리고 두 달 후, 몸의 이상이 거의 느껴지지 않았다. 의사도 혈액이 깨끗해져서 암이 증식할 위험은 없으므로 점점 더 좋아질 거라고 확신했다.

4개월 뒤 검사 결과 드디어 담낭의 암이 사라졌다. 의사도 빠른 회복 속도에 놀라움을 금치 못했다. 의사는 항암제의 효능이라 믿었지만 핫토리 씨는 매일 60알씩 복용한 키쿠 키토산 덕분이라고 생각했다. 머리카락이 빠지고 식욕이 감퇴되는 항암제의 흔한 부작용도 전혀 나타나지 않았다. 현재 핫토리 씨는 건강을 되찾아 예전처럼 샐러리맨으로서 열심히 일하고 있다. 술과 담배에는 전혀 손을 대지 않고 있으며, 재발 방지를 위해 하루 20알씩 키쿠 키토산을 계속 복용하고 있다.

4) 1개월 시한부 선고를 받았지만 암이 완치되었다(대장암)

미무라 히로시(三村博) 씨(가나가와 현 / 61세)

심한 하복부 통증에 근처 병원에 가 검사를 받은 미무라 씨. 배가 꼬이는 듯한 통증이 하루 건너 나타나더니 얼마 후부터는 하루에 몇 번씩 찾아왔다. 검사 결과를 본 의사는 수술을 해야 하니 바로 입원하라고 했다. 병명을 밝히지 않는 의사의 심각한 표정에 암일지도 모른다고 추측한 미무라 씨는 부인을 추궁했다. 부인은 기어들어가는 목소리로 대장암이라는 진단이 나왔다고 말해 주었다.

서둘러 입원하여 3시간에 걸친 수술을 통해 대장에 있는 암을 모두 제거했다. 실은 '1개월 시한부' 선고를 받은 상태였는데, 부인은 남편에게 차마 그 사실을 말하지 못했다.

수술이 끝난 뒤, 미무라 씨는 화학 치료를 받을 것인지 말 것인지를

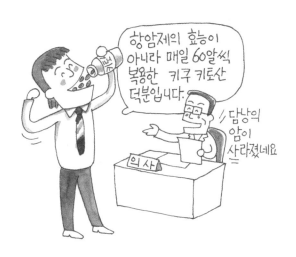

고민했다. 관련 서적을 통해 항암제의 부작용이 심하다는 것과 그 후의 면역력 감퇴 등에 대해 알고 있었기 때문이다. 그 무렵, 딸이 시댁에서 암에 좋다고 챙겨 주었다며 '키쿠 키토산'을 가져왔다. 미무라 씨도 키쿠 키토산에 대해 약간의 지식은 갖고 있었는데, 딸의 이야기를 종합적으로 감안해 보니 왠지 예감이 좋았다.

미무라 씨는 키쿠 키토산을 1회 10알씩 하루 3~5회에 걸쳐 총 30~50알의 키쿠 키토산을 복용하기 시작했다. 일주일이 지나자 컨디션이 좋아지고 되직한 죽을 먹을 수 있게 되었다. 자신감이 생긴 미무라 씨는 키쿠 키토산의 효능을 믿고 화학 치료를 받지 않기로 했다. 이후에도 키쿠 키토산을 매일 꾸준히 복용했고, 한 달도 안 돼서 수술 부위가 깨끗이 아물고 식욕도 왕성해졌다.

9월부터는 집에서 요양할 수 있게 되었는데, 기분도 좋고 발병 전처럼 식욕이 돌아와 평소처럼 생활할 수 있게 되었다. 물론 재발 징후도 없었다.

수술한 지 1년여가 지난 현재 6kg 정도 감소했던 체중이 서서히 불어 수술 전의 68kg을 회복했다. 병원에서 치료를 받지 않아도 될 정도로 매우 건강한 상태라 통원 치료도 받지 않고 있다. '1개월 시한부' 진단을 받았었다는 사실을 나중에서야 알게 된 미무라 씨는 '생명의 은인'인 키쿠 키토산을 하루 20알씩 매일 복용하고 있다.

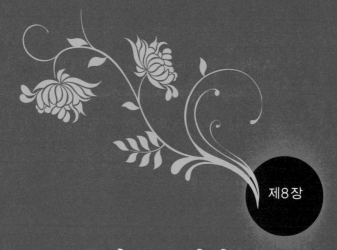

제8장

문답으로 알아보는
키토산

Q 키틴 키토산은 건강 식품으로 알려져 있는데, 키틴과 키토산은 같은 물질인가요?

A 다른 물질입니다. 키틴질의 게 껍데기에서 탄산칼슘과 단백질, 색소 등을 제거하고 정제한 것이 키틴이고, 이 키틴에서 아세틸기를 없애고 추출·정제한 것이 키토산입니다. 키틴은 물에도 녹지 않고 산에도 녹지 않습니다. 키토산은 물에는 녹지 않지만 식초 등의 약산(弱酸)에는 녹습니다.

Q 수많은 키틴 건강 식품을 대표하는 것이 키토산 건강 식품인가요?

A 예, 그렇습니다. 키토산은 키틴질 및 키틴의 유용한 성질을 가지고 있으며, 거기에 독특한 성질을 추가한 것입니다. 그러한 키토산으로 만든 키토산 건강 식품은 키틴 건강 식품의 유용성에 부가 가치를 더한 것이라 할 수 있습니다.

Q 키토산이라고 하면 모두 같은 것인가요?

A 키토산에는 여러 가지 종류가 있습니다. 그 속에 함유되어 있는 키토산의 종류와 가공법에 따라 키토산 본래의 효능이 얼마나 발휘될 수 있는지가 결정됩니다. 특히 키토산이 물에 녹는지 그 분자량의 크기, 몸속 흡수율이 키토산 함유 건강 식품의 질을 결정하는 중요한 포인트입니다. 키토산 자체는 건강 식품이라기보다 일종

의 재료라 할 수 있습니다.

Q 키토산은 몸에 잘 흡수되나요?

A 아닙니다. 일반적인 고분자(분자 크기가 큼) 키토산은 효능은 뛰어나지만 가공하지 않으면 몸속에 흡수되기가 극히 어렵습니다.. 따라서 고분자 상태의 키틴 키토산을 건강 식품으로 섭취한다 해도 몸속에 흡수되지 않기 때문에 효력은 없습니다.

Q 그렇다면 건강 식품에 사용하는 키토산은 어떤 키토산이 가장 좋은가요?

A 고분자 키토산을 작게 분해한 키토산은 물에 녹기 때문에 흡수율이 훨씬 높습니다. 따라서 키토산을 건강 식품으로 만들려면 물에 녹는 키토산으로 만들어야 합니다.

Q 물에 녹으면 모두 좋은 키토산인가요?

A 아닙니다. 가령 고분자 키토산이라도 식초나 비타민C 등의 약산과 함께 만든 것은 물에 녹지만 키토산 분자량이 작아진 것이 아니므로 몸속에서 잘 흡수되지 않습니다. 수십만~100만 이상의 분자량을 가진 고분자 키토산을 2천~6천의 분자량으로 가수분해하여 식초 등의 산을 사용하지 않고 효소처리를 한 후 물에 녹아야 좋은 키토산이라 할 수 있습니다. 식초나 비타민C 등을 사용하여 물에

녹인 키토산 섭취시 몸 속에 나쁜 물질이 생성될 수 있습니다.

Q 키토산 가공 식품과 키토산 함유 식품은 같은 것인가요?

A 아니오. 다릅니다. 키토산 가공 식품은 키토산 함유량이 50% 이상인 것이고, 키토산 함유 식품은 키토산 함유량이 10~50%인 것을 가리킵니다. 가령 키토산 건강 식품 한 알의 무게가 100mg이라 가정했을 때 그 속에 함유된 키토산 양이 50mg(50%) 이상이면 가공 식품이 되고, 50mg 미만이면 함유 식품이 됩니다. 일반적으로 키토산 함유량이 높은 것이 더 좋습니다.

Q 최근 알파 키토산, 베타 키토산 등의 말을 자주 듣는데, 키토산을 분류한 것인가요?

A 아닙니다. 키토산에는 알파와 베타의 구별이 없습니다. 알파 키틴, 베타 키틴은 있지만 두 경우 모두 완성된 키토산은 동일합니다. 눈(알파 결정수)이든 얼음(베타 결정수)이든 녹았을 때 둘 다 물이 되는 것처럼 말입니다. 따라서 건강 식품으로 알파 키토산보다 베타 키토산이 더 좋다는 식의 광고 문구는 전혀 근거가 없습니다.

Q 암환자에게 좋은 키토산 상품은 어떻게 구별하나요?

A 다음의 네 가지 조건을 충족하면 좋은 키토산 상품이라 할 수 있습니다.

① 키토산의 순도가 높은 것

② 물에 녹는 키토산일것

③ 키토산 함유량이 높은 것(적어도 90%이상. 경유등이 들어가면 안 됨)

④ 분자량이 2,000~6,000사이(6,000이 넘어가도 안 됨.)

Q 키쿠 키토산은 하루에 어느 정도를 섭취해야 하나요?

A 건강한 성인의 경우 하루 0.5~1.0g이 적량입니다. 병의 종류에 따라 하루 4.0g 정도를 섭취해야 하는 경우도 있습니다.

Q 키쿠 키토산은 어떻게 복용해야 효과적인가요?

A 약이 아니므로 정해진 복용법은 없지만 물을 충분히 마셔야 잘 흡수됩니다. 또한 하루에 일정량을 몇 차례에 나누어 조금씩 복용하는 것이 더욱 효과적입니다.

Q 병원에서 처방해 준 약과 함께 복용해도 괜찮은가요?

A 물론입니다. 키쿠 키토산은 약이 아닙니다. 다른 건강 식품과 함께 복용해도 됩니다.

Q 부작용은 없나요?

A 없습니다. 키쿠 키토산은 매우 안전성이 높은 물질입니다. 많은 실

험으로 증명된 바와 같이 부작용은 전혀 없습니다. 아이에서부터 노인까지 안심하고 복용할 수 있는 훌륭한 건강 식품입니다.

Q 장기 복용하면 끊기 어려워지나요?

A 키쿠 키토산은 상음성(常飮性)이 없습니다. 부작용도 없으므로 장기 복용해도 전혀 문제가 없습니다.

Q 호전 반응이란 무엇인가요?

A 처음 키쿠 키토산을 복용한 뒤 피부 가려움증이나 습진, 피부 홍조, 눈의 충혈, 나른함, 미열 등의 증상이 나타나는 사람이 있습니다. 이것이 호전 반응으로, 한의사의 설명에 의하면 병이 치유되는 징후를 나타내는 일종의 반응이라고 합니다. 일반적으로 호전 반응은 일주일 이내에 자연적으로 사라지므로 걱정할 필요는 없습니다. 게다가 키쿠 키토산을 복용한 사람 가운데 호전 반응이 나타나는 사람의 비율은 전체의 10%도 안 됩니다.

Q 키쿠 키토산은 약인가요?

A 아닙니다. 키쿠 키토산은 한약도 양약도 아닌 건강 식품입니다. 양약의 경우 대부분 단일 성분이라도 효과가 있으며, 그 유효 성분의 구조식과 분자량이 밝혀져 있습니다. 이 점에서는 키쿠 키토산도 단일 성분이고, 구조식과 분자량 및 그 효과가 밝혀져 있으므로 양

약에 가깝습니다.

한편 한약의 경우 단일 성분으로는 거의 효과가 없다고 합니다. 많은 종류의 혼합물이 효과를 발휘하기 때문에 그 구조식과 분자량은 알 수 없습니다. 이것이 키쿠 키토산과 다른 점입니다. 그런데 양약에는 특정한 표적이 있습니다. 가령 특정 바이러스나 세균만을 공격하고 그 이외의 것에 대해서는 효력이 없기 때문에 그 효과 범위가 좁다고 할 수 있습니다. 그러나 키쿠 키토산에는 특정 표적이 없습니다. 인체에 대한 키쿠 키토산의 원리는 몸의 면역력과 기능을 향상시키고, 그 힘을 빌려 병을 극복하는 것입니다. 즉, 이물질이나 바이러스 등을 흡착해 배출하는 작용, NK세포를 활성화하는 작용, 암세포가 내뿜는 독소를 흡착해 배출하는 작용, 항암제나 방사선의 부작용을 경감시키는 작용들을 합니다. 이처럼 효과 범위가 넓다는 점에서 한약에 가깝다고도 할 수 있습니다.

또한 대부분의 양약은 심한 부작용이 있습니다. 한약은 양약에 비해 부작용이 적다고는 해도 부작용이 없는 것은 아닙니다. 하지만 키쿠 키토산은 부작용이 전혀 없습니다. 따라서 키쿠 키토산은 '약을 능가하는 건강 식품' 이라 할 수 있습니다.

Q 앞으로 키쿠 키토산은 더욱 좋아질까요?

A 그렇습니다. 우리는 앞으로도 키쿠 키토산의 여러 가지 효능에 대해 연구하고 데이터를 축적하여 임상 실험을 할 예정입니다. 또한

키틴 키토산 같은 훌륭한 소재를 활용하여 새로운 제품을 개발하기 위해 노력하고 있습니다. 키쿠 키토산의 탁월한 효능이 보다 널리 인식되어 더 많은 사람들에게 애용되리라 확신합니다.

■ 참고서적

《최후의 바이오매스 키틴 키토산》(키틴 키토산 연구회 편 / 지보당 출판)

《키틴 키토산 실험 매뉴얼》(키틴 키토산 연구회 편 / 지보당 출판)

《키틴 키토산의 메디컬 응용》(기후네 고지(木船 爾) 저 / 지보당 출판)

《키틴 키토산 이야기》(야부키 미노루(矢吹稔) 저 / 지보당 출판)

《키틴 키토산의 기초와 약리》(오쿠다 히로미치(奧田拓道) 저 / 약국신문사)

《키틴 키토산은 왜 성인병에 좋은가》(아사오카 고지(旭丘光志) 저 / 현대서림)

《만 명의 의사가 사용하기 시작한 건강 회복 물질 '키틴 키토산'》(아사오카 고지(旭丘光志) 저 / 현대서림)

《게 껍데기 파워 건강법》(마츠나가 료(松永亮) 저 / 광제당)

《키토산의 경이》(이마무라 히로나오(今村博尚) 편저 / 일동서원)

《키쿠 키토산이란 무엇인가》(게이 세헤이(景世兵) 저 / 캠퍼스 시네마)

《키틴 키토산 건강 독본》(「건강의 과학」No.2 / 동양 의학사)

■ 참고 문헌

· Suzuki S et al : Chitin an Chitosan, The Japanese Society of Chitin and Chitosan, 210-212, Tottori Univ. (1982)

· Suzuki K et al : Microbiol Immunol 28, 903-912 (1984)

· Suzuki K et al : Carbohydr Res 151, 403-408 (1986)

· Tokoro A et al : Chem Pharm Bull 36, 784-790 (1988)

· Tsukada K et al : Jap J Cancer Res 83, 259-265 (1990)

· Tokoro A et al : Microbiol Immunol 33, 357-367 (1989)

· Kobayashi M et al : Microbiol Immunol 34, 413-426 (1990)

· Murata J et al : Cancer Res 51, 22-26 (1991)

저자_마군(馬軍)

1943년 중국 출생. 68년 중국의과대학 졸업. 88년 도쿄지케이(慈惠)의과대학에서 외국인
연구원으로서 종양학 연구, 89년 준텐도(順天堂)대학의학부대학원 박사과정으로 암 면역학과
병리학을 전공하고 92년 의학박사를 취득. 현재 중국의과대학 임상학원 교수,
케이오(慶應)대학의학부 협동연구원, 일본학술 진흥회 외국인 특별 연구원으로서 암 유전자 치료연구.

감수_유태종 박사

서울대학교 농과대학 농화학과 졸업.
고려대학교 식품공학과 교수, 독일 마인츠 대학 교환 교수, 보건사회부 식품위생 심의 위원, 국방부
정책자문위원 역임. 농림부 전통가공식품 심의위원, 한국산업규격식품부회 위원장, 식생활 개선
국민운동본부 부회장, 건양대학교 식문화연구소장, 곡천건강장수연구소장
저서 _《음식족보》《음식궁합1》《음식궁합2》《식품 동의보감》《아이들 두뇌는 식탁이 결정한다》
《수험생 밥상을 다시 차리자》《유태종 박사의 건강 장수법》《먹어서 약이 되는 생활 음식 100가지》외
다수.

게이 세헤이(景 世兵)

1960년 중국 출생. 82년 신강(新疆)대학화학과 졸업 후, 신강의학대학 화학연구실 강사 재직. 86년
치바(千葉)공업대학 대학원 박사과정 수료, 경구 흡착제로서 키틴·키토산에 관한 연구 논문으로
공학박사 취득. 동년 치바공업대학 공업화학연구원 재직. 현재 일본생물화학주식회사 고문, 일본
키틴·키토산 학회 회원.

옮긴이_김용환

경희대학 졸업후 동아출판사, 브래데니커 등에서 영업활동을 하였음.
현재 프리랜서로 저서와 번역 활동에 종사하고 있음. 번역서로 〈톱 경영자의 10가지 조건〉
〈톱 엘리트의 7가지 조건〉〈0.1초가 아깝다〉〈탈샐러리맨의 성공작전〉〈프로비지니스맨이 고쳐야할
습관 27〉 편역서로는 〈사람을 움직이는 대화의 기술〉〈억대 연봉자가 쓴 메모의 기술〉등이 있다.

병원에서 알려주지 않는
암치료

마군(馬軍) 지음
유태종 · 게이 세헤이(景 世兵) 감수
김용환 옮김

2022년 2월 18일 초판 1쇄 발행
2023년 1월 10일 초판 2쇄 발행

펴낸이 마복남 | **펴낸곳** 버들미디어 | **등록** 제 10-1422호
주소 서울시 은평구 갈현로1길 36
전화 (02)338-6165 | **팩스**(02)352-5707
E-mail : bba666@naver.com

ISBN 978-89-6418-066-2 03510

※책값은 표지 뒷면에 표시되어 있습니다.

본서의 내용과 수용성 키토산에 관한 문의처

키토산 정보센타

무료상담전화 080-588-8898

대표전화 02-588-8056

펙스 02-588-8131

주소: 서울시 강남구 학동로 342, SK허브블루 824호

www.kitosan-kiku.com